医療者の心を贈る コミュニケーション

患者さんと一緒に歩きたい

日下隼人 著

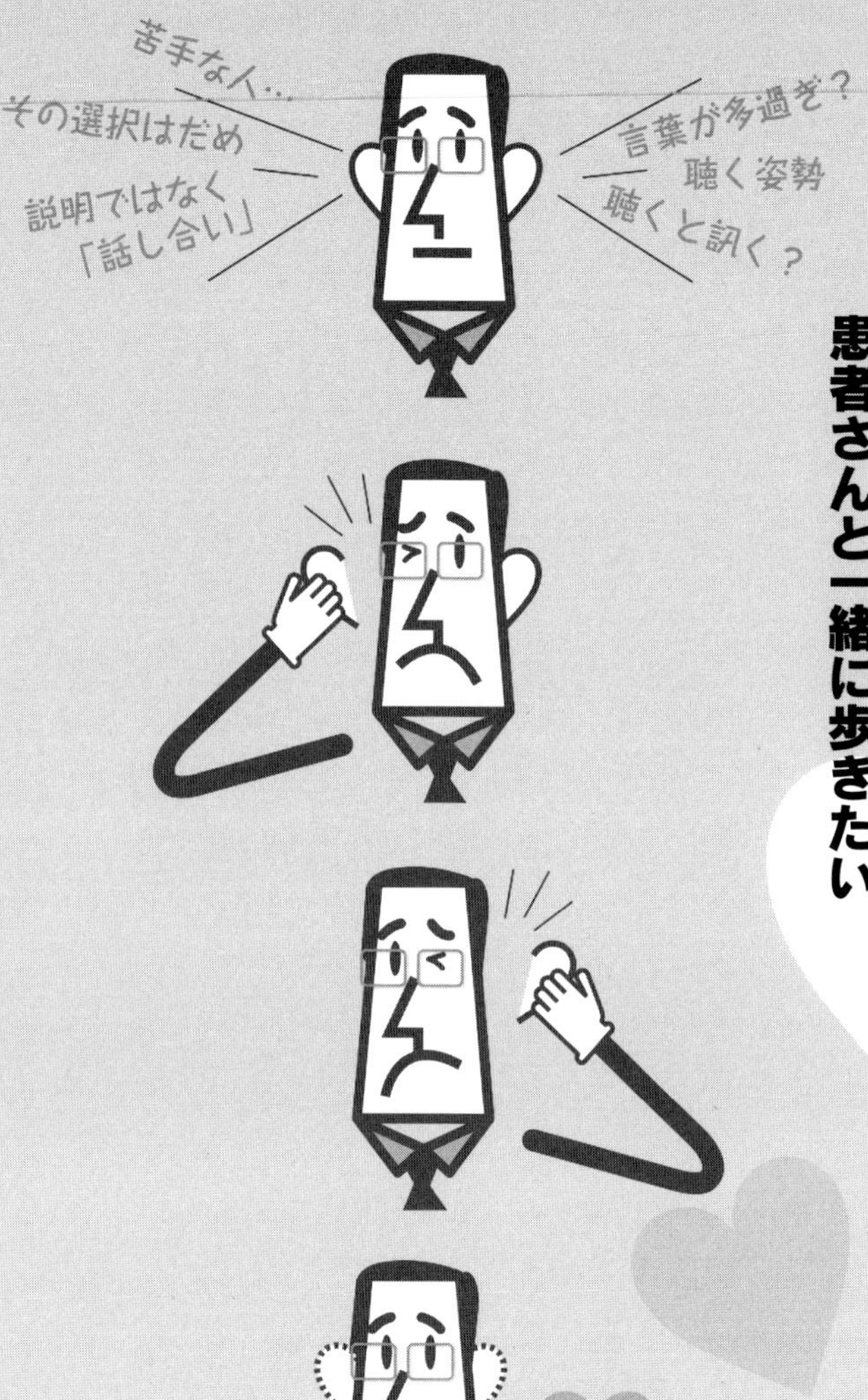

医歯薬出版株式会社

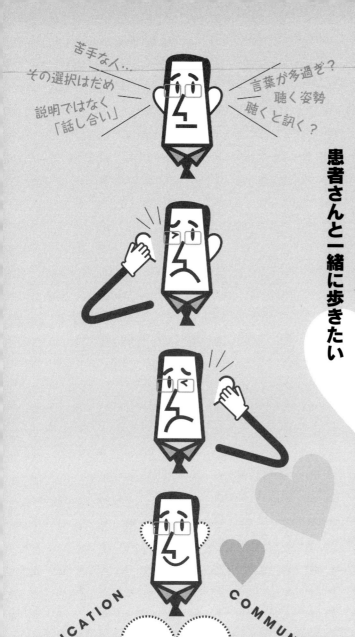

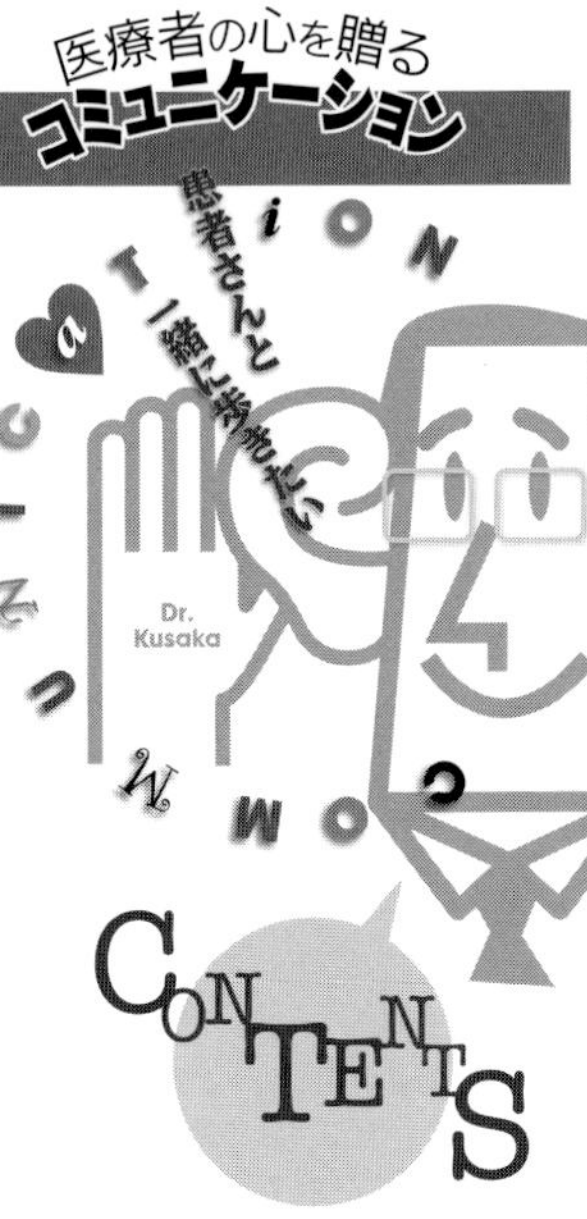

医療者の心を贈る
コミュニケーション
患者さんと一緒に歩きたい
Dr. Kusaka
CONTENTS

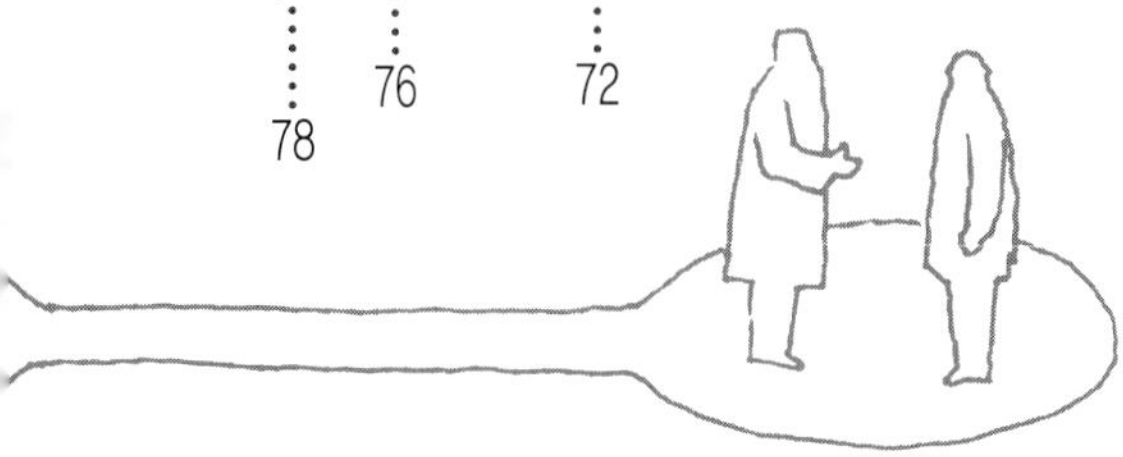

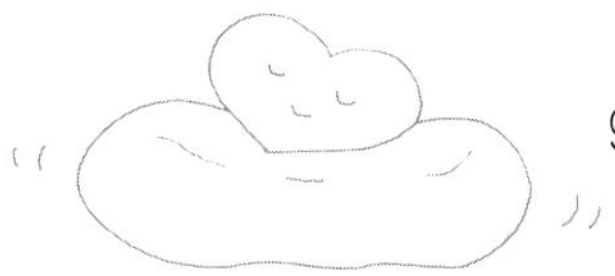

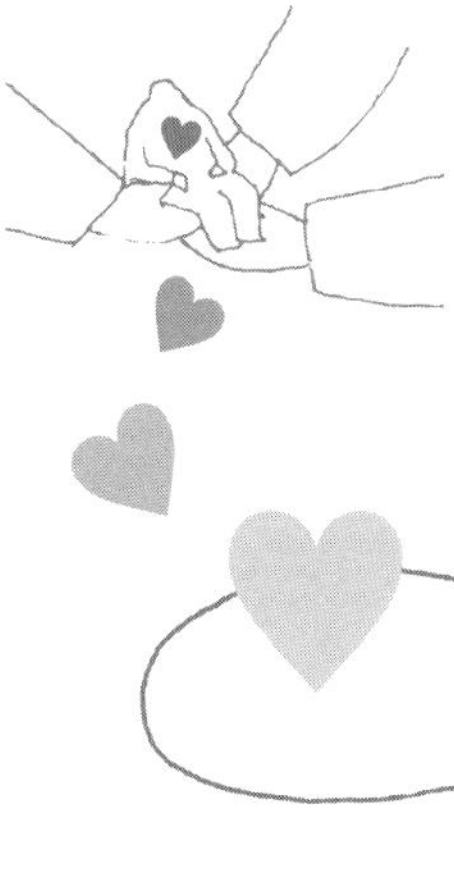

1 はじめに
——コミュニケーションは誰もがしているのに

Aphorism

医療現場でのコミュニケーションが大切だと誰もが言っています。

でも、「いまさら言われなくとも知っている」「これまでもコミュニケーションで困ったことはない」と思う医療者は少なくないでしょう。「それなのに、どうしていまさらわざわざ『勉強』したり講演を聞いたりしなければならないの？」という声が聞こえそうです。

コミュニケーションがこのところ重視されるようになった理由として、情報化社会になり患者さんも多くの情報をもつようになったこと、「患者の権利」意識が向上したこと、裁判や紛争が増加していること、「難しい」患者さんが増えていることなどがあげられています。けれども、このように考えてしまうと、「こんな時代になったから仕方がない、コミュニケーションを頑張らなければ」ということになって、医療者はまるで時代の被害者であるかのようです。被害者としてコミュニケーションを考えることはあまり楽しいことではありませんし、医療者が楽しくなければよいコミュニケーションは生まれないと思います。

コミュニケーションとは、「相手の思いを受け止め、自分の思いを相手に伝えることによって、情報や思想、態度を共有すること」です。コミュニケーションなしに人と人とがかかわることはありえません。医療は人間関係のうえに成り立つものですから、コミュニケーションなしに医療はありえません。コミュニケーションを大切にするということは、よい医療を行うためには当たり前のことですし、そのことは今も昔も同じはずです。

人間関係のうえに成り立つのですから、医療には倫理性が求められます。倫理とは、人と人とのかかわりについて守るべき理のことだからです。人と人とのつきあいはどうあるべきか、人とつきあうときにはどう行為すべきかについて考えることが倫理的態度です。人とのつきあいはコミュニケーションなのですから、よいコミュニケーションを作り上げていくということは医療倫理を実践することと同義です。

ふだんコミュニケーションはおおむねうまくいっていると思っていても、何か患者さんと行き違いが生じると、「コミュニケーションがまずかったのではないか」と言われますし、自分でもそのことが気になってしまいます。それなのに、振り返ってみても何がまずかったのかよくわからないことが少なくありません。自分はコミュニケーションで困っていないと感じている人も、周囲を見回すとそこには「コミュニケーションが下手だ」「つきあいにくい」と思わざるをえない人がいるでしょう。そのような人はそのような人で、自分のコミュニケーションには問題がないと感じているものです。その人は、こちらのことを「コミュニケーションがとれない人だ」と思っているかもしれません。

そんなとき、相手の人はどう感じているのだろうと視点を移してみると、今まで気づかなかったことが見えてくるかもしれません。親しい友人なら「お前の言うことはよくわからないから、もっとわかりやすく説明してよ」と言ってくれますが、患者さんは「弱い立場」ですから、話がわからないのに黙って我慢してしまうことも少なくないはずです。そのおかげでコミュニケーションが「うまくいっている」だけなのかもしれません。誰もがしているコミュニケーションだからこそ、本書ではできるだけ相手の側に視点を移して見直してみたいと思います。

2 よい医療者に会いたい

Aphorism

患者さんの願いは、「よい医療者に会いたい」ということに尽きます。

インターネットなどで病医院（以下、「病院」と言います）についての情報（噂と感想）は得られます。知り合いの人もいろいろな情報を教えてくれます。でも、どのような医療者を「よい」と感じるかは人によって違いますから、評判のよい医療者なのに自分にはぜんぜん合わないということもあります。その患者さんにとってよい医療者であるかどうかは、つきあってみなければわかりません。（以下、「患者さん」という言葉には家族や親しい人を含めています）

患者さんは、自分が歓迎されていると感じたら少し**ホッとします**。自分の言うことを聞いてもらえたら**前を向くことができます**。自分の言うことを聞いてもらえることは、自分が人間として認められることだからです。自分に敬意が払われ、大切にされていると感じたら、**落ち着きます**。ていねいに接してしてもらえると**嬉しくなります**。

私たちの暮らしには、そのようなことがいっぱいあります。ホテルに行けば、歓待してほしいしていねいに接してほしいと思います。お金を預ける銀行員には、それにふさわしい外見、信頼できる態度や対応を期待します。教師には、勉強という大切なことをわかりやすく教えてほしいし、今よりよい状態にしてほしいと思います。友人・恋人・家族には、自分のことを認めてほしいし、支えてほしいと思います。医療者は、こうしたすべてのことを患者さんから期待されています。

そんな期待にはとても応えられないと医療者は思います。でも、患者さんはこれらの期待が、すべてが満点に満たされることを望んでいるわけではありません。すべてが満たされるなんて無理だということを知っています。だからこそ、少しずつは満たしてほしい、患者がどのようなことを求めているかということくらいは知っていてほしいと願っています。自分の願いを知ろうとしてくれて、そして少しでも満たしてくれる医療者ならば、その人は「よい医療者」なのです。

医療者は、誰もが患者さんによい医療を提供しようと思っていますし、そのことを患者さんに感じてほしいと心から思っています。その**思いを伝える**のがコミュニケーションです。

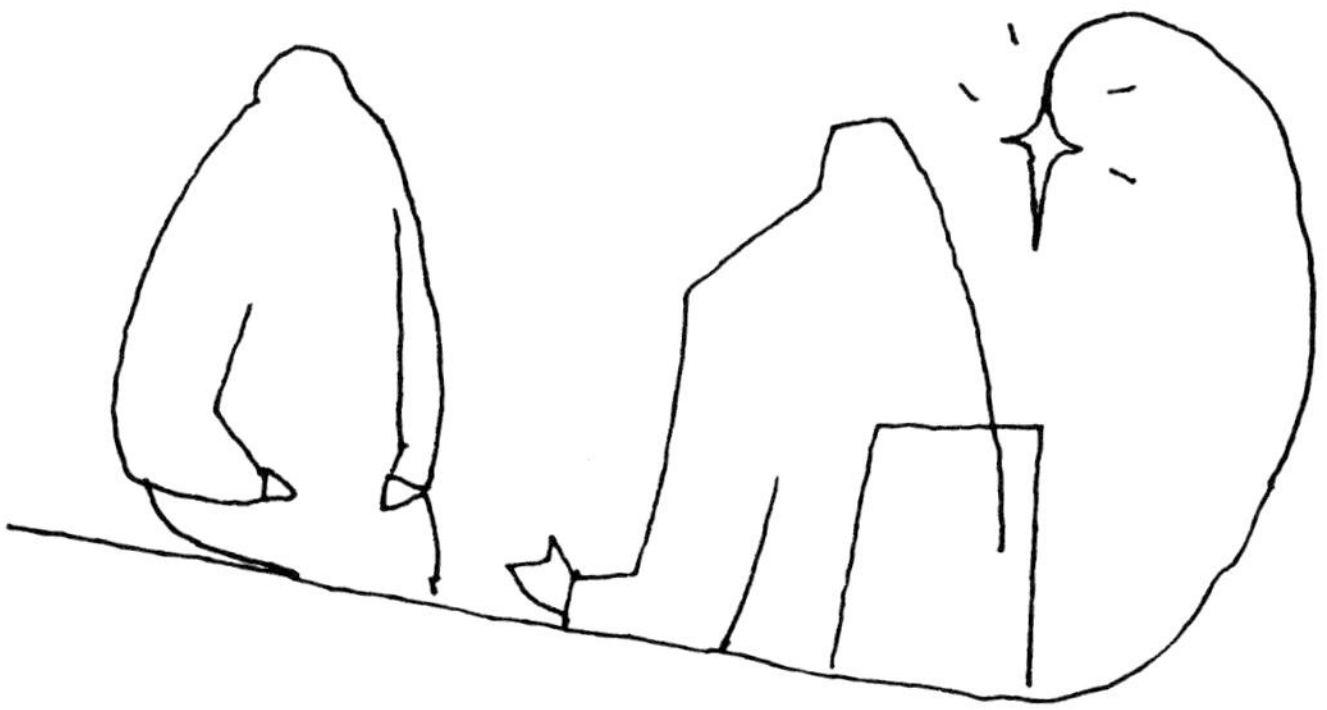

3 コミュニケーションは出会う前から

Aphorism

コミュニケーションは、医療者が患者さんと出会う前から始まっています。

病院の建物、内装、インテリア、カラーコーディネート、掲示物などのすべてが、私たちから**患者さんへのメッセージ**です。患者さんは、こうしたハード面からまず病院の雰囲気や私たちの姿勢を感じ取ります。好みはいろいろでしょうが、そのようなことに気を配っていることが感じられたら、それだけでその病院は信じられそうな気がします。

病院の中に入ると、職員の歩き方、職員同士の雰囲気、職員の患者さん（自分ではない）への接し方、物音、院内放送といったものが耳目に入ってきます。そこに患者さんは病院で働く人の**姿勢や雰囲気**を感じ取ります。

外来の待合室で待っている間、患者さんは、漏れ聞こえてくる患者と医療者との会話に耳をそばだて、診察室から出てくるその患者の表情・態度・動作から医療者がどんな人かに思いを巡らせます。その人がホッとした表情や落ち着いた表情で出てくることもありますし、暗い表情や泣き顔で出てくることもあります。医療者の声や診察の終わった患者の表情などから、「怖そう」「嫌だな」と感じてしまったら、その時点でもう患者さんの心のなかでは診察につまずいています。

前の人の診察がすぐに終わればていねいにみてくれない医師ではないかと思いますし（事実

はとても短時間で済む診療であっても）、前の人の診察が長引けば何か「悪い知らせ」を受けているのではないかと思い、自分もそうなるのではないかと不安になります。こうしたことを見聞きして、患者さんは身構えてしまいます。

ずいぶん待たされてから名前が呼ばれます（大きな病院では番号で呼ばれることが増えています）。診察室の扉をノックし、中からの「どうぞ」という声に耳を澄ませ、おずおずと診察室の扉を開けます。扉を開けると、肘掛のついた椅子に「だらしなく」座りコンピュータ画面を見ていた医師が、「不機嫌そうに」「ジロッ」とこちらを見て、「どうぞ」とボソッと一言（診療所ではこのような光景は珍しいものになっています）。

医師には悪意はありません。ずっと診察が続いているので、疲れて少し楽な姿勢をとっていただけかもしれません。入室する患者さんの様子をみておこうと思うので、しっかり目を向けたのでしょう。少しでも時間を節約するため、コンピュータ入力を一生懸命します。医療者は一生懸命なのですが、**患者さんは不安で**「何か怖い」と思っているので、こんなふうに感じてしまうのです。

言葉を交わす前のこの瞬間だけで、上下の関係は固定してしまいます。「ノックする」⇔「どうぞと答える」という関係、座ったまま来訪者を迎えるという関係そのものが上下関係です。それだけで自由に話せなくなる人がいます。

患者さんと会ったとき、まず必要なのは患者さんの**緊張をほぐす**ことです。患者さんは医療者に会うときにはいつも緊張しています。緊張していては、医療者の言葉は聞こえませんし、思うことが十分には話せません。患者さんの緊張をほぐすことは、実は、医療者自身の緊張をほぐすことでもあります。緊張をほぐすことは、辛い状態で病院に来た人に「**温かく受け入れられている**」と感じてもらえるように接することであり、「**よかった、**

これで一安心」とホッとしてもらえるということです。

コメント

外来診療で私は、立って扉を開けて、患者さんを直接お呼びして、入っていらっしゃるのを待って、あいさつし、着座を勧めてから私も座るようにしています。自宅にお客様を迎えるときと同じようにしているつもりです。「ようこそ」「どうぞ楽になさってください」というメッセージです。

こうすることで、患者さんはマイクの大きな音に悩まされなくなりますし、無味乾燥な番号表示を見つめ続けなくても済みます。ドアをノックする必要もありませんし、具合が悪いのにドアを自分で開ける必要もなくなります。私にとっては、待合椅子から立ち上がり、診察室に入ってくる患者さんの行動や動作をみることで、たくさんの診療に役立つ情報も手に入ります。他の患者さんのことにも気が配れます。

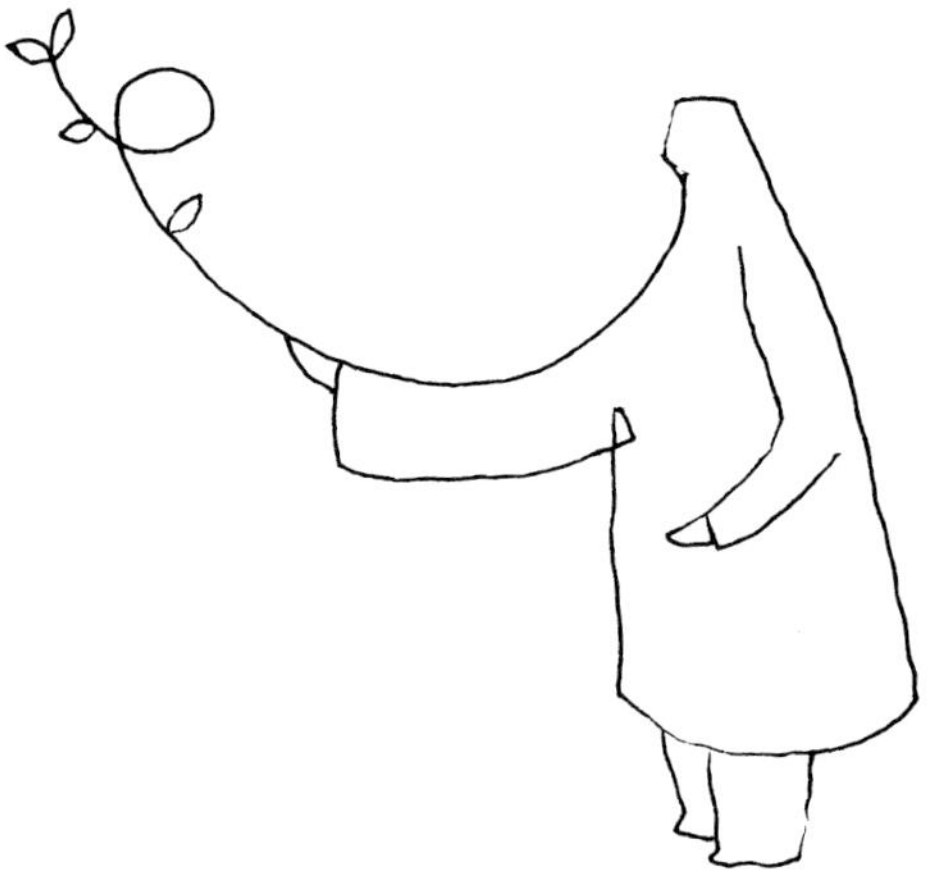

4 人は見かけが9割

Aphorism

医療者の印象は、最初の出会いの一瞬で決まります。

もちろん、時が経ち、つきあいが進むにつれて第一印象は変わりますが、悪い第一印象をよくするにはとても時間がかかります。だからこそ、第一印象をよくするように心がけるのは、コミュニケーションの第一歩です。

患者さんの期待する**医療者の外見**があります。見かけが悪ければ、それだけでつきあいはつまずきます。汚い白衣、だらしない服装（前ボタンを止めない白衣はその典型、スクラブは着方によってそのような印象を与えます）、汚い髭、けばけばしい化粧や装身具。外見の汚い銀行員にお金を預けようと思う人がいないのと同じです。

「担当の○○です。よろしくお願いします」とまず医療者に自己紹介されると、患者さんは嬉しくなります。ふだんのくらしのなかではあたりまえのことだからです。

きちんとした挨拶をしない医療者は案外少なくありません。患者さんが「おはようございます」と言っているのに、「はーい」とか、もごもご「お……す」（「お」と「す」の間に「はようございま」が入っているらしい）とか、黙って頭を下げるだけといった医療者がいます。その態度に、医療者の社会性を疑う人もいるでしょうし、「上から目線」だと感じる人もいるでしょう。挨拶をきちんとしないということは、相手を対等な人間として認めていないということです。

人は誰でも、自分のことを認めてくれない人を「まともな」人として認めることはありませんので、手抜きした挨拶をすることはよいおつきあいが生まれることを、こちらから断ち切っています。

医療者のなかには、お詫びやお礼が下手な人がいます。「どーも」「すみませーん」でなんでも済ませる人がいます。「すみません」では済まなくて、「申しわけありません」「失礼いたしました」とお詫びしなければならない場合があります。お礼はいつも、心を込めて「ありがとうございました」です。「どーも」「すみませーん」は心からのお礼ではありません。**挨拶とお礼とお詫び**がきちんとできない人は信頼しないほうがよいと私は思っています。

社会人としての常識・基本的マナーをきちんと守ることは相手の人を尊重することであり、コミュニケーションの第一歩です。第一歩抜きに、第二歩から先へは進めません。

会話の間中、目を合わさない、なにか別の仕事や動作をしている、貧乏揺すりをする、ペン回しをする、壁にもたれる、腕組みする、足を組む。こうした医療者を見て、傷つかない人はいません。ここにあげたような態度は、日本という狭い島国では、「上の人が下の人の前でしても問題とはされず、下の人が上の人の前でやってはいけない態度」です。社長や院長、看護部長の前で、こうした態度をとる職員はいません。こんな態度をとれば、上司から叱責されるか、人事考課で評価が確実に下がります。院長や社長のなかには職員に対してこうした態度をとる人がときどきいますが、部下から注意されることはありません。「(上の立場の人だから)仕方ない」と思われています。ですから、こうした態度をとる医療者を見たとき、患者さんは「この人は私を**見下ろしている**」と感じます。自分を見下ろしている(敬意を払っていない)人と信頼関係をつくることは難しいのです。このような態度に傷つき、その医療者を信じられなくなる人は間違いなく、います。

Comment
コメント

「おはようございます」「こんにちは」と必ずこちらから先に言います。相手に先に言われた場合でももちろん同じ言葉です。挨拶もせずに「そちらへどうぞ」と顎をしゃくりながら言うようなのは論外です。「お待たせしました」も必須の言葉です。5分しかお待たせしていなくとも、「お待たせしました」です。どんなに短くとも「待っている」間、人はハラハラ・イライラしているのですから。

「このところ暑くて、身体にきついですね」「今年は冬なのに暖かいですね」「雨で大変でしたね」といった時候の挨拶など、少しの「雑談」がはじまりの雰囲気を和らげます。

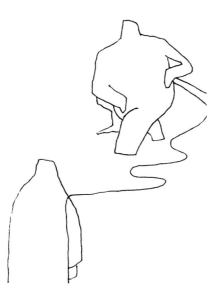

5 立ち居振る舞い

Aphorism

礼儀正しさは
相手を思う気持ちの表れです。

あくびして廊下を歩いたり、履物をペタペタと引きずって歩いたり、大声で私語を交わしたり。そんな職員の様子を見ると、患者さんはがっかりします。患者さんの目を気にしない言動は、患者さんを大切にしていない心の表れだと思われてしまいます。「心は見えないが心づかいは見える、思いは見えないが思いやりは見える」のです（宮澤章二『行為の意味』ごま書房、2010）。

きちんとした服装、凛とした立居振る舞い、きれいな言葉と適切な敬語の言葉遣い。これは「思いやり」の表れであると同時に、品性・品格の問題です。

相手の人に**敬意**をもって、相手に**不快な思いを与えない態度**を取り続けることは、自分に敬意を抱いてもらうことにつながります。相手の人から品性・品格の次元で敬意をもってもらえなければ、人間関係は深まりません。敬意をもてない医療者に対して、患者が「攻撃的」になることはありえます。

病院宛ての投書で「事務の○○さんが、レントゲンの袋を両手でていねいに受け取ってくれたことがとても嬉しかった」というものがありました。逆に言えば、そのようにしていない職員がいっぱいいるということです。紹介状や保険証・診察券を片手で受け渡す職員、診察券を「それ」とか「これ」と患者さんに言っている職員を見かけます。病院の職員にとっては保険証も診察券もただのモノにすぎませんが、患者さんにとってはそのどれもが自分の持ち物、というより自分の身体の一部です。診察券はIdentity Cardなのですから、大切なものであることは当然です。保険証や診察券を粗雑に扱われると、自分の身体と心が粗雑に扱われた気がします。自分の大切な持ち物を（自分のことを）「それ」「これ」と言ってしまえるのも、片手で渡すことができるのも、必ず上位の立場の人です。逆に言えば、その態度が、その人が上位であることを見せつけます。それに、たとえそれが単なるモノであっても、モノをていねいに扱えない人が自分に優しくしてくれるとは考えにくいでしょう。

「歩き方」「服の着方」「笑い方」「挨拶の仕方」「お辞儀の仕方」「エレベータのボタンの押し方」といったささやかなことも、人は見ているものです[1]。心は、手つきに表れています。立居振る舞いは自分を表すコミュニケーションであり、**心を込めたていねいな動作**は相手の人への想いが伝わる大切なメッセージです[2]。

脚注↓ (1)「マナーは計算されて作られている。きちんと考えて行動すれば、みんなそのマナーに行き着くのである。そのマナーに行き着かない人は、対人関係を考えていないのではないか」（竹内一郎『人は見た目が9割』新潮社、2005）／(2)「『私』とは、精神でも肉体でも脳でも関係でもなく、『ハビトゥス』である…。私とは立居振舞である」（山内志朗『〈つまずき〉のなかの哲学』日本放送出版協会、2007）

6 敬語は温かい

Aphorism

患者さんが医療者に敬語で話しているのに対して、医療者がため口で話しているような光景は、考えてみれば異様です(1)。

親しくなってお互い敬語抜きで楽しく会話ができるようになったらもう敬語なしでもよいかもしれませんが、それまでは**相手の年齢にかかわりなく**敬語でお話しするのが原則です。

お年寄りを「おじいちゃん」「おばあちゃん」と呼ぶこと、患者さんに幼児言葉で話しかけることは絶対に避けるべきです。

「です」「ます」は敬語ではなくて日本語の**会話の標準スタイル**であると、冷泉彰彦は言っています(2)。

敬語で話すことを「よそよそしい」「慇懃無礼」と言う人がいますが、温かい雰囲気のなかで敬意をもって接してもらって不愉快な人はいません。温かい雰囲気で語られる敬語は人の心を温かくしますし、話す人への好感度を増します。心からの礼儀正しさは、どんなにていねいでも決してよそよそしくはありません。患者さんと向き合った温かい表情・真剣な表情から発せられた最上級の**敬語に癒される**人はいても、「無礼」と感じる人はいません。

敬語が心からのものか否かということを、人は相手の態度から判断します。表情、姿勢、動作・歩き方、服装・身だしなみ。だから、どちらかを軽視するともう一方も軽くなります。心は言葉や態度に表れ、言葉や態度は心を生み出します。敬語を抑えていくことは、敬意を失わせていきます。「慇懃無礼」で悪いのは、「慇懃」ではなく「無礼」のほうなのです。

多少の間違いがあっても敬語を使うことは姿勢の表れですから、間違いを恐れずに使うほうがよいのです。場に応じた正しい敬語の使用は知性の表れですが、使ってみなくては知性も磨かれません。敬語だけでなく、言葉としても話し方としても**「美しい日本語」**が話せることも知性の表れです。

相手の状況などに応じて、敬語を使わないほうが親しみの増すこともあります。ただ、それは敬語をきちんと使えることが前提です。きちんとできなければ、相手の状況に応じて「適切に崩す」ことはできないのです。敬語を使っていると、自然に自分の心もその場の雰囲気も穏やかになってきます。**穏やかな雰囲気**は患者さんにも伝染します(3)。

脚注↓ (1)「相手との距離を縮めることは、親密さの表現であるが、そうでなければ反敬意の表明として機能する」(滝浦真人『日本の敬語論』大修館書店、2005)／(2)「敬語とは話し手と聞き手の対等性を持った言葉である。いわゆる『タメ口』とはむき出しの権力関係を持ち込んだ不平等な言語空間を作り出す。…『タメ口』ではニュアンスがむき出しになる。内容も、表現の細かなところにも、感情や権力関係がむき出しになる。卑屈な感情も、無神経さも何もかもがむき出しになる。その結果として、…安定的な『空気』はできない」「『です、ます』こそ日本語の会話の標準スタイルである」(冷泉彰彦『「関係の空気」「場の空気」』講談社、2006)／(3) 敬語を使うことには「敬遠」の要素もあります。医療者が、患者さんに過度に入り込むことや馴れ馴れしくなってしまうことを防ぎ、適度な距離を保つことを可能にします。

7 聴くこと、訊くこと

Aphorism

医療の場では、患者さんの疾患やこれからの治療について患者さんに適切に伝えることが必要です。

それで、医療コミュニケーションというと、医療情報を患者さんにいかにうまく伝えるかというテクニックとして考えられがちです。でも、どんなにうまく説明できても、患者さんが医療者を信頼していないところでは、医療情報は伝わりません（受け入れてもらえません）。

よいコミュニケーションのために最も大切なことは、相手の話を「聴く」ことです。患者さんの**話を聴く**＝患者さんの思いを知ることなしに、医療者の提供する情報が伝わることはないのです。

この「**聴く**」は、「聞く」でも「訊く」でもありません。「聴」という文字は、心を相手に向けて耳を澄ませて真剣に聞くということを表しています。話を聴くということは相手の存在を認め、受け容れること、つまり**相手の人間を受容する**ということです。自分の言うことをそのまま聞いてもらえるとき、人は自分という人間が受け容れられていると感じます。受け容れられていると感じたとき、人は落ち着き、そこから信頼の芽が生まれます。

友人や家族との関係でも同じです。仲のよい人同士の会話を聞いていると、まず相手の話をよく聴いて、そして、相手の言い分を聞いたうえで自分の思いを話しています。それも「こんな考え方もできるんじゃないかな」というような控え目な言葉を用いています。

逆に喧嘩している人は、相手の話を聞こうとしません。相手の話を聞きいれることは、相手を受け容れることになるからです。聴いてしまえば「なるほど」とか「それも一理ある」ということになって喧嘩ではなくなってしまいますので、「オレの話を聞け！」「まず私の話を聞いてよ！」という応酬ばかりになります。

医療の場でしばしば医療者が一方的に質問を重ねたり、医療者がどんどん話しつづけたり、患者さんの言ったことに対して「それは違います」と言下に否定したりしているのですが、それはもう**「喧嘩の態勢」**です。医療者は一生懸命説明しようとしているので、喧嘩の態勢になってしまっていることに気づきません。患者さんも「これじゃ喧嘩だな」と思うわけではありませんが、「なんだか、へんだな」「ちょっと嫌だな」と感じてしまうとすれば、それはこの関係が喧嘩の態勢だからです。ここで感じた少しの違和感が、あとで生じるいろいろな問題の種子になります。

相手の話を聴くためには、まず、こちらの心が相手の人に向けて、**開かれて**いなければなりません。「胸襟を開く」という言葉がありますが、「どうぞ、私に飛び込んできてください」という心の姿勢が必要です。この姿勢は、こちらの心にゆとりがないときには保てません。「患者さんの話が聴けない」と感じるときは、自分が「いっぱい、いっぱい」になっているのかもしれないと考えて、少し仕事を減らしたり休養を取ったりすることが必要かもしれません。

しっかり聴くことができれば、コミュニケーションは**半分以上成功**しています。逆に、聴くことができなければ、あとどんなに努力してもコミュニケーションはゼロのままです。

医療者はつい初めから質問する＝「訊く」ことを連発しがちです。それでは訊問になってしまいます。患者さんはもともと、医療者はいろいろ質問するものだとは思っていますから、ほんの一、二分でもていねいに聴いてくれる医療者のことを「ほかの人と違ってよく話を聴いてくれる、よい人かもしれない」と思ってくれます。それだけでよいコミュニケーションが生まれ出します。「時間がない」と言う医療者がいますが、ここで少し時間をかけることでその後の関係がうまくいけば、話が伝わらなかったために生まれる二度手間・三度手間や苦情が防げますので、結局は時間が少なくて済むことになります。

でも**「訊く」**ことも大切です。患者さんの話をていねいに聴けば、患者さんは「よく話を聴いてくれた」とは思います。でも「自分の言いたいことや思いがほんとうにわかってくれているのか」は、それだけではわかりません。患者さんの話を聴いたうえで、いくつかのことを訊く＝質問をすることになりますが、その質問が患者さんの思いのポイントを突いたものであれば、患者さんは「大切なことをちゃんと聴いてくれていたんだ」と感じますし、信頼が深まります。**ポイントを突く質問**は患者さんの話をていねいに聴くことによってしか、できません。このとき、患者さんは自分が相手に受け容れられているという思いを深くします。

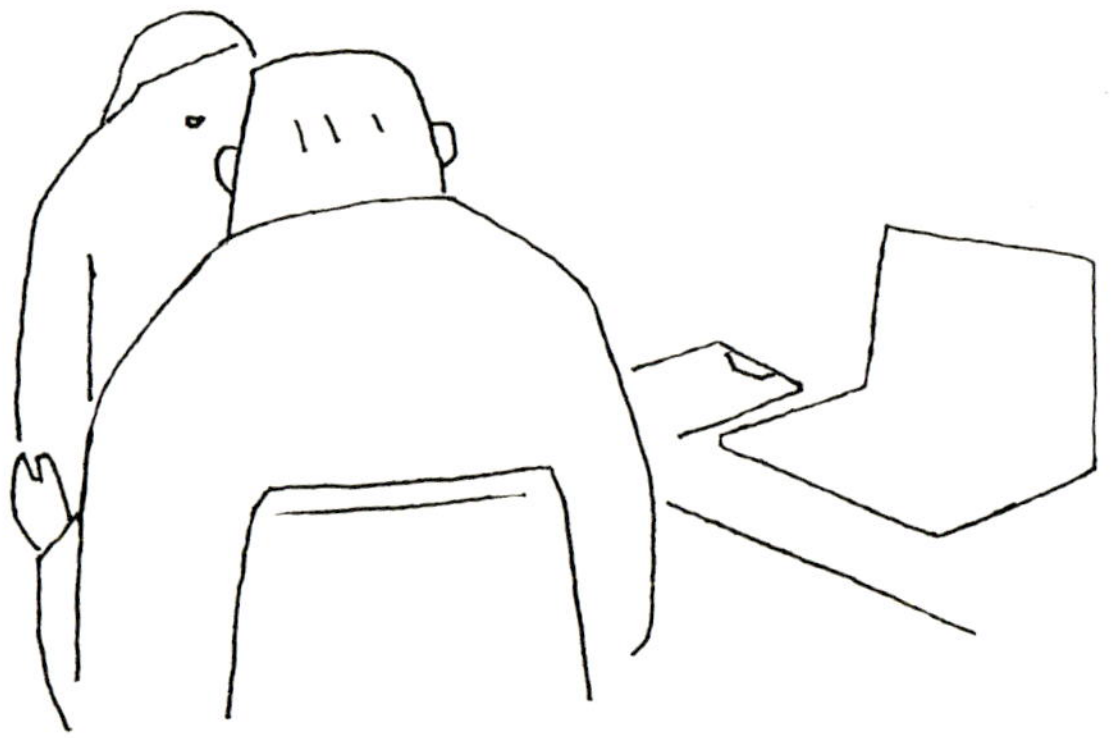

コメント

「話しても聞いてもらえない」体験が積み重なると、その人は話すことを断念します。そのような場合、「話さない」ということが「不満も疑問もない」ということにはなりません。「ふつうに話しても聴いてもらえない」と思ってしまった人は、どうしても主張したいときには怒鳴るしかなくなります。その姿が、医療者にはクレーマー患者に見えてしまいます。

コメント

「今日はどうしました」「どんなふうに辛いですか」よりも、「今日はどんなことがお困りですか」「今日はどうして受診なさったのか、お教えいただけますか」のような聞き方をするとよいと言われます。医療者のポジションが患者さんより低くなることで、患者さんは、詰問されていると感じにくくなります。（神田橋條治『精神科診断面接のコツ』岩崎学術出版社、1984）

コメント

最近では、医師の診察前に看護師が予診をすることが多くなりました。それなのに「今日はどうしました」と尋ねると、「さっきも言ったのに、また最初から話すの？　ここでは話が伝わらないの」と不信感が生まれます。「今日は○○ということですね」でも不十分で、「今日は○○ということでお出でになったとのことですが、詳しくお話をお聞かせいただけますか」というように、話を促します。再診の場合には「その後どうですか」ではなく、「前回は○○ということで拝見しましたが、その後の症状の変化はいかがですか」というように訊くと、「ちゃんと覚えていてくれたんだ」「気にかけていてくれたんだ」「確認してくれているんだ」と思って患者さんは落ち着きます。

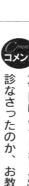

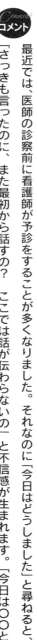

8

聴き方の技法は身についている

Aphorism

私たちが一生懸命話すとき、
相手がこのような態度なら必ず不快になります。

・こちらの顔を見ない。目を合わさない。表情がない。
・話が途中で遮られる。遮って、否定、反論、批判（でも…、しかし…）を言う。
・言い終わらないうちに、決めつけて応答する。
・相槌も打ってくれない。「はい、はい」のような軽い相槌を言う。
・自由に話させてくれない。
・こちらの言うことを馬鹿にしたり、皮肉を言う。否定的な態度・表現を見せる（顔をしかめる、渋い顔をする、目をそらす）。
・自分の聞きたいことにしか耳を貸さない（医者ならばカルテにかけるようなことにしか耳を貸さない）。
・自分の枠組みで聞いてしまう（医療者ならば、医学的に翻訳して聞いてしまう）。
・こちらの考えていることや望んでいることを聞こうとしてくれない。
・こちらが話したことについて聞き流し、何のコメントもない。

このような聞き方をされては、「聴いてもらえた」と思えません。

仲のよい人同士の会話を聞いていると、相手の話をよく聴いています。喧嘩をしているときには相手の話を聴いていませんし、話を聴いていないと喧嘩になります。これまでの人生で、私たちはこのような聴き方をしたばかりに喧嘩になったり気まずくなったりした経験があります。不快さを感じさせられる記者会見でもこのような態度がみられます。相手の人とつきあいたくないときには、わざわざこのような聞き方をした経験もたいていの人は持っています。

医療面接の際に「してはいけないこと」として書かれていることは、**普通の人間関係でもしてはいけないこと**なのです。つまり、聴き方の技法を私たちはとっくに身につけていますし、他人からされたら不愉快になる態度は十分知っています。知っているのですから、その知っていることを**やらないようにする**ことはできるはずです。それだけで、よいコミュニケーションになります。

このような聞き方をしたとき、親しい人なら怒ってくれますが、患者さんは怒るのではなく、ウツウツとしながら口を閉ざしてしまいます。

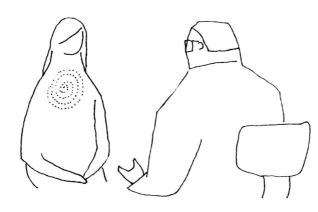

9 話の聴き方

Aphorism

前項で述べた「聴き方」を、コミュニケーション技法として整理してみます。

❶ 話を遮らない

相手の**話を遮らない**ことは、聴くことの大原則です。相手の人が話している途中で、大きく方向を変えるような質問をさしはさむこと、「間違い」を訂正すること、「反論」すること、話題を変えてしまうことなどは、すべきではありません。「間違い」の訂正や反論をしても、「邪魔をされた」と感じるだけで「誤りを正してもらった」とは誰も思いません。相手が話している途中での反論・修正・批判・非難には、不信・不満を生み出す以外の効果はありません。人の話を遮ることができるのは上位の立場の人だけですから、遮ること自体が医療者—患者の関係が上下関係であることを示してしまいます。

ただし、話しやすいように相槌を打ったり、「それでどうなりました?」のように促すことは「遮り」ではなく、むしろ効果的です。質問も、「その薬は効かなかったということですか」というように話の流れを促進するものは必ずしも悪いものではありません。

❷ 相手の人が話しやすい質問をする

相手の人が自由に話すことのできる「**開かれた質問**＝open-ended question」が大事だと言われるのも、相手の話を十分聴くことを大切にするからです。これと反対に、相手の人がyesかnoで答えるしかないのが「**閉じられた質問**＝closed question」です。「質問は必ずopen-ended questionから始める」と教育されることがありますが、実際にはいくつかのclosed questionから聞き始め、その後にopen-ended questionで尋ねるほうが患者さんは話しやすいようです。closed questionとopen-ended questionをうまく組み合わせて用いるためには、患者さんの話に関心を持つことが必要です。いずれにしてもclosed questionに終始してしまったら、患者さんが自分の思いを話せなくなることは確かです。

❸ 話の流れを促進する相槌・反復を入れる

・相槌は、言葉だけではなく、頷きや表情も含まれます。

相槌は、**話の流れを促進するため**のものです。

注意しなければならないのは、言葉での相槌で「なんですって」「それはひどい」「ええーっ!」「それはよい」、動作での相槌で首を縦に振る(1)・横に振るといった価値判断的なものをあまり入れないようにすることです。このような相槌を打つと、その後は聞き手の気に入りそうな話を選んで話し、否定的に受け取られそうな話を避けてしまうことになります。こうなると、実質的には話の主導権を医療者がとってしまうことになり、不十分な話しか聞けなくなります。

・「それはよかったですね」「大変でしたね」といった**共感的な言葉**も、わざとらしい言い方によっては口先だけとられることがあります。ほんとうにそう感じたときだけ、口に出すほうがよいと思いますし、そのときには患者さんも嬉しくなります。

・「ふん、ふん」「うん、うん」「はあ、はあ」「はい、はい」というような相槌は、相手を軽視している・見下していると受け取られます。

・「なるほど」という言葉は使いやすいのですが、基本的には「上から」の言葉なので言い方に気をつけます。「なるほどねえ」「なるほど、そういうことなんですね」のように。

・「**反復**」というのは相手の言葉を繰り返すことですが、まったく同じ言葉で「おうむ返し」するよりは「…ということだったのですか」「…ということですね」というように少し言い換えるほうが自然です。「ずっと痛かったんです」⇕「受診しようと思うような痛みが続いたのですね」

・「**リフレーミング**」という、相手の考えの枠組みを少し変えてみる方法もあります。「痛みがどうしてもとれない」という言葉を「痛みが軽くなってはいるけれど、完全にすっきりはしないということですね」というように見方を変えることです。

④ 相手の話を整理したり、要約したりする

・患者さんがうまく言葉で表現できていない（話にまとまりがない、混乱している）と感じるときには、整理できるような言葉でまとめてみると話が進むこともあります。ただ、医療者の言葉が「誘導」になる危険性もありますし、患者さんは「ちょっと違うんだけど」と思ってもなかなか言い出せませんので、注意が必要です。逆に、意識して言葉を控えていた患者さんの「図星」を突いてしまうと反発される場合もあります。私は「A

DHD（注意欠如多動性障害）という言葉をお聞きになったことがありますか」とたずねたところ，「そんなふうに言わないでください」と父親から叱られたことがあります。

「こんなふうに言えるような気もするのですが，ずれているような気もしています。いかがですか」というように私は尋ねています。

・相手の話が一段落したところで「これまでのお話を整理してみますと…」というように**相手の話を要約**すると，内容が確認できますし，話し手も間違いや言い忘れに気づきます。同時に，こちらが「話を聴いていましたよ」「わかっていますよ」ということが伝わり，信頼が深まります。そこから情報収集や情報提供がさらに可能になります。

❺ 沈黙は大切な時間

話の内容が難しい場合や深刻な場合，また，患者さんが少し大きな決断をしなければならない場合などには，沈黙の時間は，考えを整理し自分の思いを確認するための，お互いにとって貴重なものです。沈黙の時間を嫌がる医療者がいますが，少しの沈黙は，話を聴くことや会話を進めることにはむしろ意識的に取り入れるほうがよいようです。自分のために少し待ってくれる人は，自分にとって貴重な存在です。

❻ 患者さんに確認する

・患者さんがこの事態をどう考えているか（「どのような病気がご心配ですか」「何か思いあたることがありますか」），どうして受診しようと思ったのか，どのようなことが不安か，どのような希望をもっているか（「検査や治療について何かご希望がありますか」）を必ず**確認**します（「解釈モデル」と言われています）。患者さんの希望や考えが医学的に不適切であることもありますが、希望や心配を確認することによって、そこから**一緒に考え、解決に向かう**道筋が見つかります。

・これまでどのような診療を受けてきているのか、自分なりにどのような対処をしてきたのか（医学的なことだけではなく生活面や健康食品などについても）、家族・血縁者の健康状態・罹患歴などを確認します。「これまでどこかで医師の診察をお受けになりましたか」と質問してはじめて「実は、家族に医者がいまして…」と言ってくれた患者さんが何人もいます。

・病状を聞くだけでなく、「そのときどんなお気持ちでしたか」「とても不安になったのですね」「辛くて、…したのですね」というように、**感情面についても**話してもらうよう促します。身体症状だけでなく気持ちにも気を配っていることが伝わりますし、診療を進めるうえで大切な情報が得られることが少なくありません。せっかく相手が言ってくれた気持ちを「それは勘違いじゃないですか」とか「そんなふうに感じるのはおかしい」などと否定することは、どのような意図で言ったとしても逆効果にしかなりません。

・最後に、「ほかに何かご心配なことはありますか」「ほかにお話しになりたいことはありませんか」というように、言い残したことや伝えきれていないと感じることがないか確認します。このような質問によって、初めて「取っておき」の話が聞けることがあります。

脚注→ (1)「首を縦に振る」動作には、「話を聴いていますよ」、「話していることがわかりましたよ」、「あなたの話に同意します」といくつもの意味があります。

参考文献↓ (1)諸井克英ほか『親しさが伝わるコミュニケーション』金子書房、1999。／(2)倉八順子『こころとことばとコミュニケーション』明石書店、1999。／(3)斎藤清二『はじめての医療面接』医学書院、2000。／(4)J・アンドリュー ビリングス『臨床面接技法』医学書院、2001。／(5)福田　健『コミュニケーションセンス』文香社、2001。／(6)藤原信哉『わかりやすく伝える技術』PHP研究所、2004。／(7)齊藤　孝『コミュニケーション力』岩波書店、2004。／(8)東山紘久『プロカウンセラーの聞く技術』創元社、2005。／(9)滝川加代子『コミュニケーション達人ナース』星和書店、2006。／(10)D・L・ロター、J・A・ホール（石川広野監訳）『患者と医師のコミュニケーション』篠原出版新社、2007。／(11)松村真司、箕輪良行『コミュニケーションスキル トレーニング』医学書院、2007。／(12)近藤直樹『医療コミュニケーション―「スキル」を学ぶ前に読む本』薬事日報社、2008。／(13)安保寛明、武藤教志『コンコーダンス』医学書院、2010。／(14)佐藤綾子『医師のためのパフォーマンス学入門』日経BP社、2011。／(15)児玉知之『戦略としての医療面接術』医学書院、2015。

知識——Knowledge

■質問の5つの型

・中立的……「お年はおいくつですか」
・閉鎖的……「下痢はしていませんか」
・開放的……「おなかの痛みについて、詳しく聞かせていただけますか」
・焦点的……「おなかの痛いところはどのあたりですか」
・多肢選択…「痛みは、鈍いものですか、きりきりと刺すようなものですか」

Comment コメント

「患者さんはどんなふうに困っているのだろう」「どんな暮らしをしてきているのだろう」「どうして今になって受診したのだろう」というように患者さんの思いや暮らしへの関心を深めることで、はじめて患者さんの全体像が見えてきます。でも「どうしてですか」「なぜですか」という問い方は、訊問や詰問の印象を伴いますので、患者さんが言葉を控えてしまう可能性があります。「なぜ why」よりも、「なにが what」「どのように how」と、具体的な行動や出来事、そのときの経験や思いを尋ねるほうがよいと言われます。

「誰でも、それは迷いますよね」「頑張ってこられたのですね」「こんなことはお考えにならなかったのですか」(この内容は少しピントがずれているくらいがちょうどよいのですが)といった「共感的言葉」の出番です。

■応答の5つの型

・評価的……「それはよいやり方ですね」（「よくないですね」というような否定形は使用注意）
・調査的……「…はどうですか」（尋問的にならないように）
・解釈的……「それは…のためでしょう」（不適切な解釈は混乱や拒否のもと）
・支持的……「それでよいと思いますよ」（正当化、相手を依存的にしてしまうこともある）
・共感的……「…と思うのですね」「…辛そうですね」「お困りになったでしょう」「お気持ちはわかります」（共感的な応答。これが望ましいとされています）

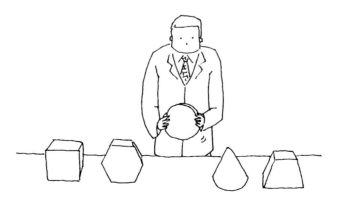

10 話を聴く姿勢

Aphorism

自分に対して肯定的な態度を取っていない人に、人は自分のことを話そうとは思いません。

「さあ、聴かせてください。**どんなことでも**お聴きしますよ」という思いを私たちが態度で示さなければ、患者さんは十分話すことができません。この姿勢は、話を聴くときだけでなく、こちらが患者さんに話すときにも同じように大切です。

❶ 体を向ける、近づく、触れる

心を相手の人に向けていれば、自然に身体はその人の方を向いてしまいます。その人に近づいていてしまいますし、痛いところなどがあればそこに手を差し伸べてしまいます。そうしてくれない人には、誰も自分の心の奥を語ろうとは思えません。

❷ 目は口ほどにものを言う

目の高さを同じにして、柔らかい視線を向けてもらえるだけで、人は落ち着きます。「患者さんの話を聴かなければ」と懸命に患者さんを見つめる人がいますが、睨むようにじっと相手を見つめることは逆効果です。

話に合わせて、目を見開いたり、目を細めたり、少し相手を覗いたりすることで、話を聴いているという姿勢が伝わります。

3 表情　微笑み

医療者の少し**リラックスした表情**を見ると患者さんも少し落ち着きますし、心が落ち着くといろいろなことを話せるようになります。

柔らかい表情は、患者さんの心を和らげます。

微笑みは相手の人の心を和ませ、その人を受け容れる姿勢を伝えます（話の内容や時・所によっては控えなければならないことがあります）。微笑みは人を温かく包み込みます。しかし、大きな笑い声は人を跳ね返してしまいます[1]。

4 マスクは要注意

人の気持ちは**顔全体に表れます**し、顔の全体を見て人は相手の気持ちを察していきます。「怒り・悲しみ・驚きでは顔の上半分、嫌悪・幸福では下半分の影響が強い」「『本能としての表情』は顔の上半分、『文化としての表情』は顔の下半分に出る」などと言われますが、顔全体がひとまとまりのものとしてコミュニケーションの重要なツールです。ですから、マスクをしている医療者がどんな表情なのか、どんな気持ちなのか、患者さんはハラハラしているはずです。

「電話では、顔が見えないので、聞き方・話し方に十分な配慮が必要だ」とよく言われますが、マスクをしているときの会話も同じです。身近で顔と顔とを合わせているのでついそうした気遣いを忘れてしまいがちですが、それは電話での場合以上に気をつけなければいけないと思います。

5 心は手に表れる

私たちが患者さんに触れる手は口ほどにものを言います。**優しくていねいに触れる手**に、患者さんは医療者の優しさを感じます。ただし、気軽に「触れる」とセクハラと勘違いされるおそれがあります。

6 電子カルテ

電子カルテの場合、入力のカタカタという音が患者さんには耳障りです。カタカタという音に急かされて、ゆっくり話ができなかったという患者さんがいます。カタカタに急かされて、早口になってしまう人もいるかもしれません。早口になれば、大事なことを言い落としてしまうのが常です。それに、懸命に入力する医療者は、画面ばかり見て患者さんのほうをたまにしか見てくれません（手書きのカルテでも同じようなことがあります）。患者さんにしてみれば、自分に向かってではなく、医療者が器械に話しかけているような気がしてしまいます。

患者さんが話しているときの表情や動作も診察の大切な要素なのに、見ていなくてよいのでしょうか。私たちの言葉がどう受け止められているかも、患者さんの表情を見ることで察するしかありません。患者さんに背を向けたまま質問した医師は、その問いに患者さんがとても戸惑った顔をしているのを全く気付きませんでした。

脚注↓（1）「『ワライ』は、すでに不利な地位ないしは位置にある者に対する…、いわば勝ちかかった者の特権である」「私たちの『笑い』は…、他者に対する優越感を伴っているばあいは『嘲笑』となり、他者に対する同調的な態度をあらわす場合には『微笑』となるのである」（井上忠司『世間体の構造』ＮＨＫブックス、１９７７）

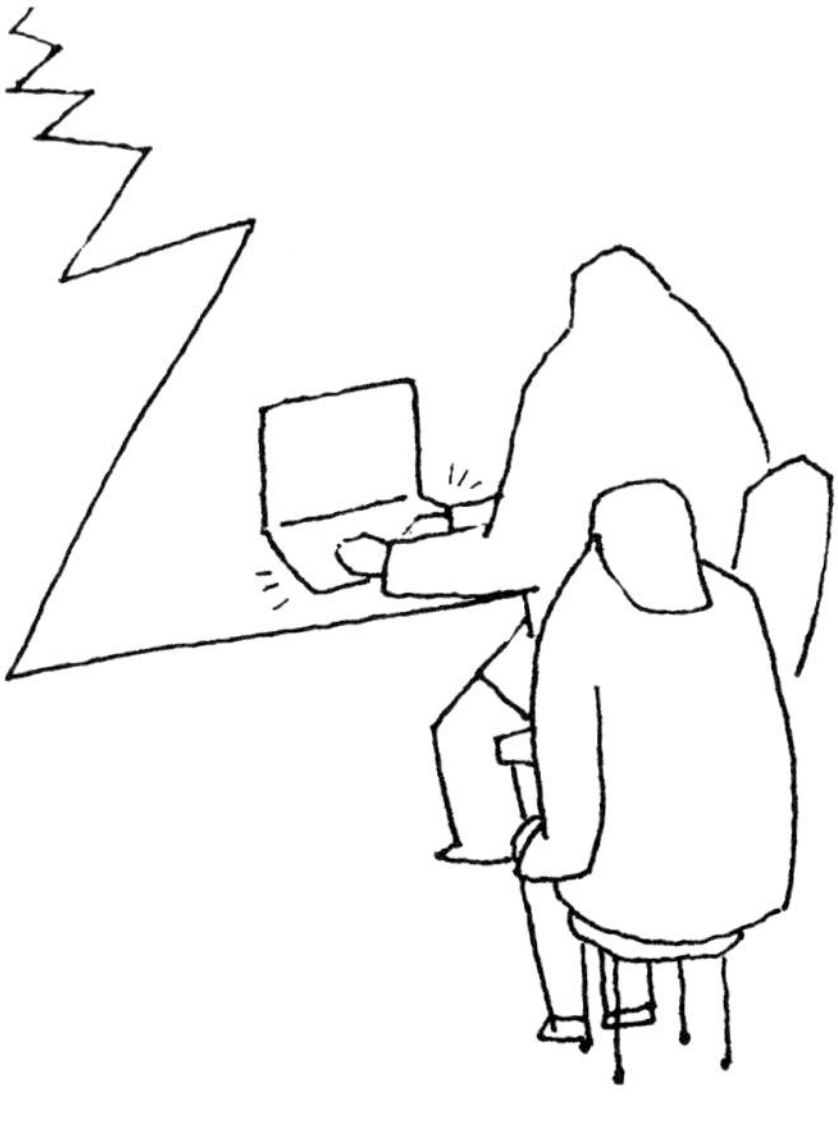

11 聴いてもらうことで

Aphorism

相手の話を聴きとどけるためには、その話を、心をこめて「聴く力」(1)、その人が話し終えるまで「待つ力」(2)が必要です。

聴くために、待つために、私たちはエネルギーを使わなければなりません。そのエネルギーは、相手の人に**プレゼント**されます。エネルギーですから、その人を**力づけます**。その人は、ほっとしますし、気持ちが楽になります。

市毛恵子は以下のようなことをあげています(3)。

聴いてもらうことで、

- 自分が受け止められているという安心感が生まれます。
- 自分の話には価値があるという自信・自己肯定感が生まれます。
- 自分の考え・気持ちがはっきりしてきます。
- 新しいアイデアやイメージが統合されます。
- カタルシス効果で気持ちが軽くなります。
- 相手の話が聴けるようになります。
- もっと話してみようと思うようになります。
- 行動変容のきっかけが得られます。

話をよく聴いてくれた人には、「これだけ聴いてくれる人だったら、こんなことも話してみようかな」と思ってもっと話してくれることがあります。そこに、しばしば大切な情報が含まれています。患者さんの話をていねいに聴いていくと、その話のなかにこれからどうすればよいかの糸口が必ず見つかります。

人は誰でも、自分の話をよく聴いてくれる人のアドバイスには従ってみようと思います。自分の話を最後まで聴かないで（自分のことをわかってくれたとは思えないのに）提案されるアドバイスを、信じられるわけがありません。「コンプライアンスが悪い」ことの原因が、医療者が患者さんの話をよく聴いていなかったことにある可能性は小さくありません。私たちの**アドバイスを聞き届けてもらう**ためには、その患者さんの話を私たちがていねいに聴くことが絶対に必要です。

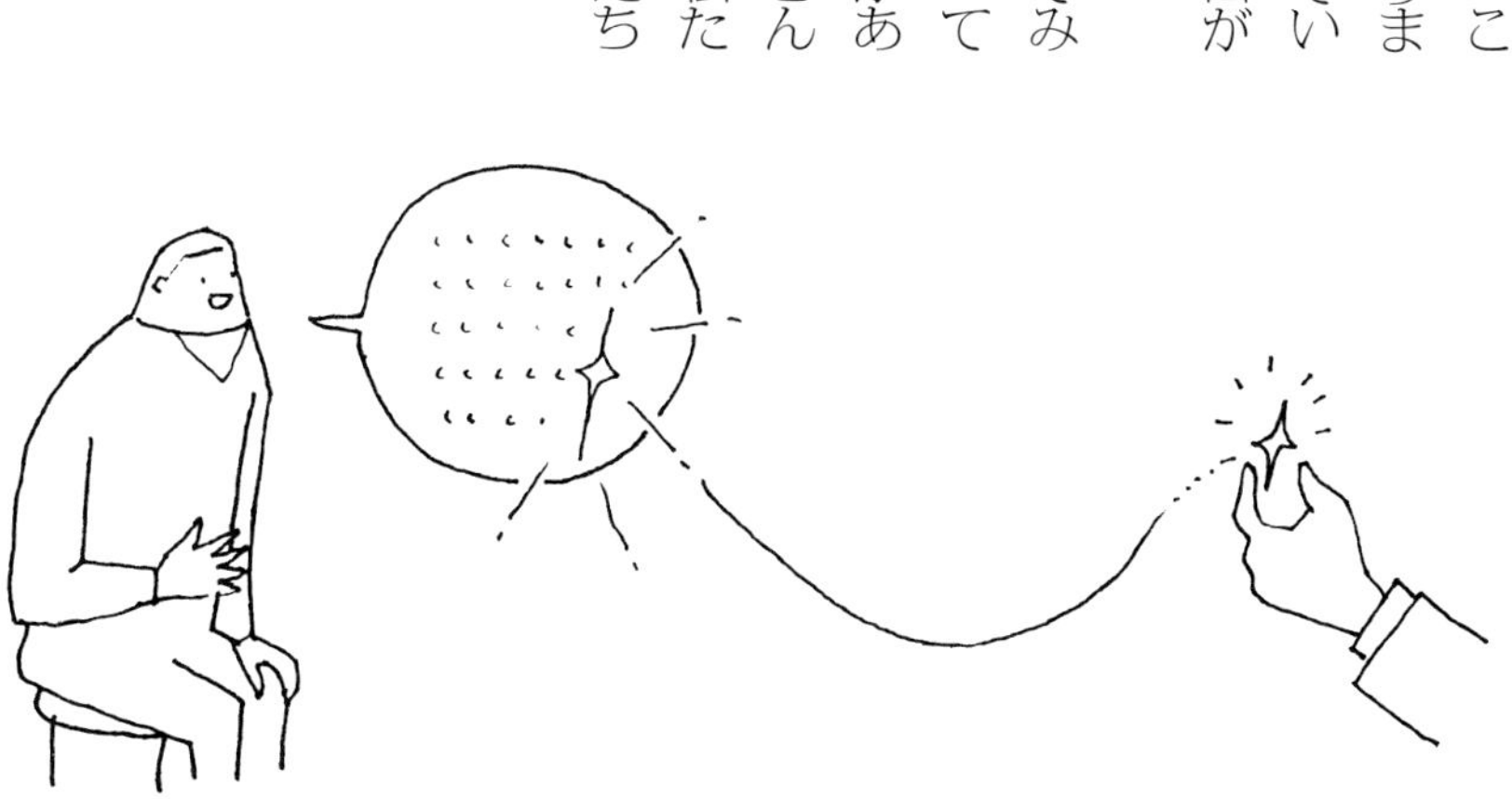

コメント

近年、医療の世界で「ナラティブ・アプローチ」という言葉がよく聞かれるようになりました。「患者が語る病の体験を、医療者が真摯に聞き、理解を深め、また対話を通して問題解決に向けた新しい物語を創り出すこと」と言われます[4]。でも、大切なのは、物語の内容以上に、ナラティブ・ケアをしようと一生懸命に患者さんの話を聴こうとする医療者の存在だと思います。患者さんのことを知ろうとして、ていねいに話を聴いてくれる医療者がそばにいてくれるということ自体が患者さんには嬉しく、そのことで支えられているのではないでしょうか。そういう医療者は、患者さんが話し出すと、つい嬉しそうな雰囲気を醸し出します。その顔を見て患者さんも嬉しくなり、もっと話そうとするでしょう。話の内容よりも、こうした人間関係の展開そのものが、ケアの展開に大きな役割を果たしているのではないかと思います。

脚注↓ (1)鷲田清一「聴くことの力」TBSブリタニカ、1999。／(2)鷲田清一『「待つ」ということ』角川書店、2006。／(3)市毛恵子『カウンセラーのコーチング術』PHP研究所、2002（一部改変）。／(4)斎藤清二『医療におけるナラティブとエビデンス―対立から調和へ』遠見書房、2012。

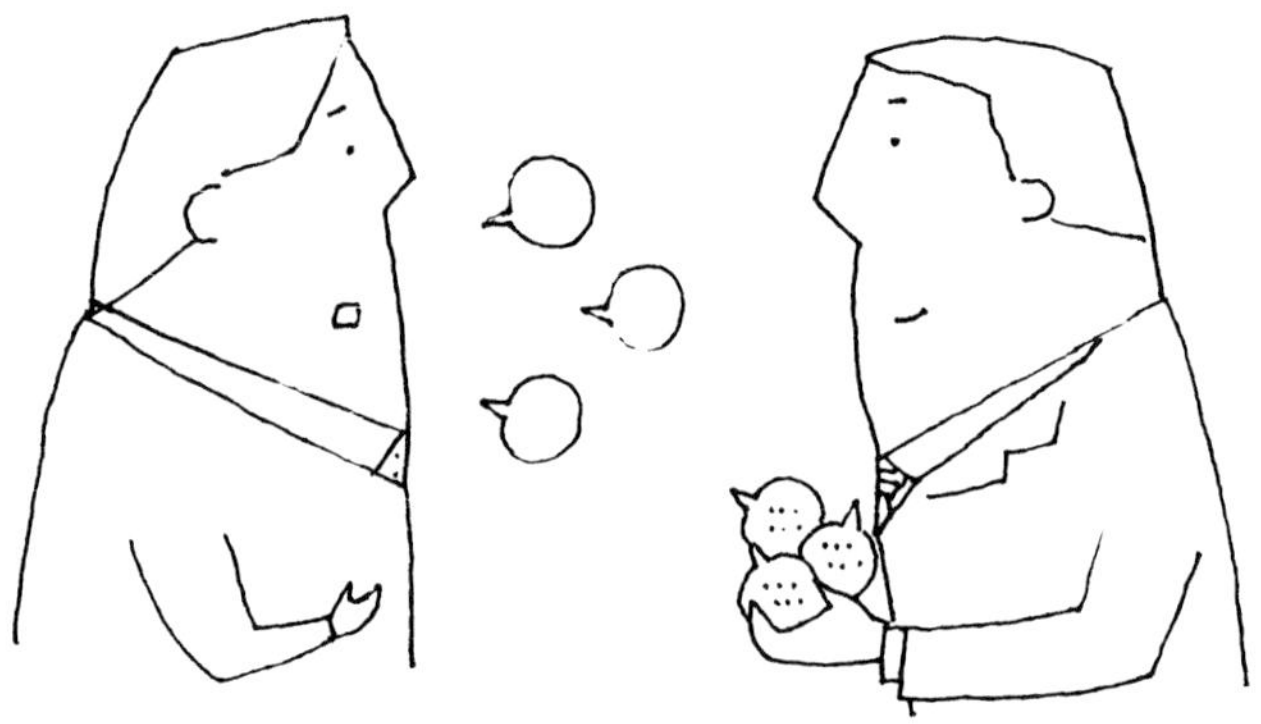

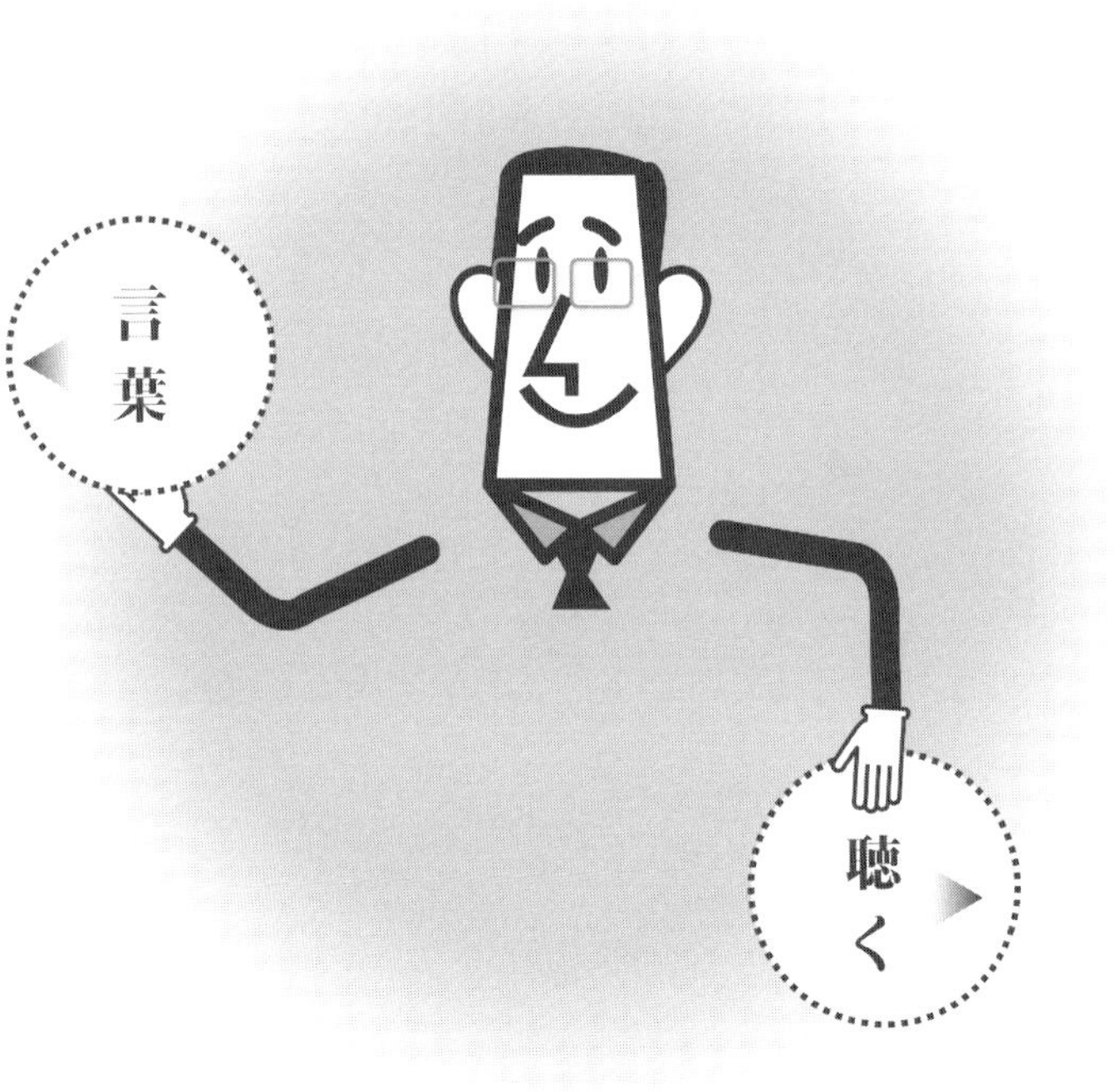
言葉
聴く

12 言葉を贈る

Aphorism

ていねいに患者さんのお話を聞いたうえで、その患者さんの診療を進めるために必要な情報を患者さんに伝えるのが私たちの仕事です。

でも、私たちの暮らしのなかで「言葉が通じない」ことは珍しいことではありません。たとえ、恋人同士でも夫婦の間でも、です。それぞれの歴史と思いを抱えた他人同士が言葉を交わすのですから、通じなくて当たり前です。

まして、医療の場には専門用語、業界用語がいっぱいです。ついつい私たちはそうした言葉をそのまま使ってしまうのですが、それは患者さんには外国語のようなものです。医療の場のコミュニケーションは、**異文化コミュニケーション**なのです。私たち医療者の話している日本語と、ふだん医療の世界とつきあいのない人の日本語とは同じ言葉ではありません。そこに文脈が加わり、その文脈もそれぞれの人生で異なってきますから、ますます言葉がわかりにくくなります。

患者さんとのコミュニケーションがうまくいかないとき、「ボタンの掛け違いがあった」と言われることがあります。この言葉は「ふつうは掛け違いがない」ということが前提とされています。でも、医療の場のコミュニケーションでは、**もともとボタンとボタンホールが合っていません**。そのうえ、ほとんどの場合、一段か二段掛け違えているのですが、それでも問題が起きないのは、患者さんが「これでも服は何とか着られているし、寒さも防げるから、まあいいや」

と我慢しているからです。

恋人や配偶者ならば「あなたの言っていることがわからない」と言ってくれますし、そう言われれば私たちは相手がわかるように言葉を変えてていねいに説明します。でも、患者さんはなかなか「わからない」とは言ってくれません。私たちがおもんぱかるしかありません。

「私はちゃんと話したよ。それなのに、あの患者さんは理解する力が低いな」と言う医療者がいるとすれば、その人は患者さんに言葉を「送った」だけなのです。ダイレクト・メールのようなものです。でも、患者さんに言葉を「**贈る**」と思えば事態は変わります。プレゼントを贈るときには、「何を贈れば喜んでくれるだろう」「無事届いてほしいな」「そろそろ届いただろうか」「プレゼントを見て喜んでくれているだろうか」「何か返事が来ないかな」と思いを巡らせます。私たちの言葉が患者さんへの贈り物だと考えれば、「ちゃんと話す」だけではコミュニケーションにならないということがわかります。

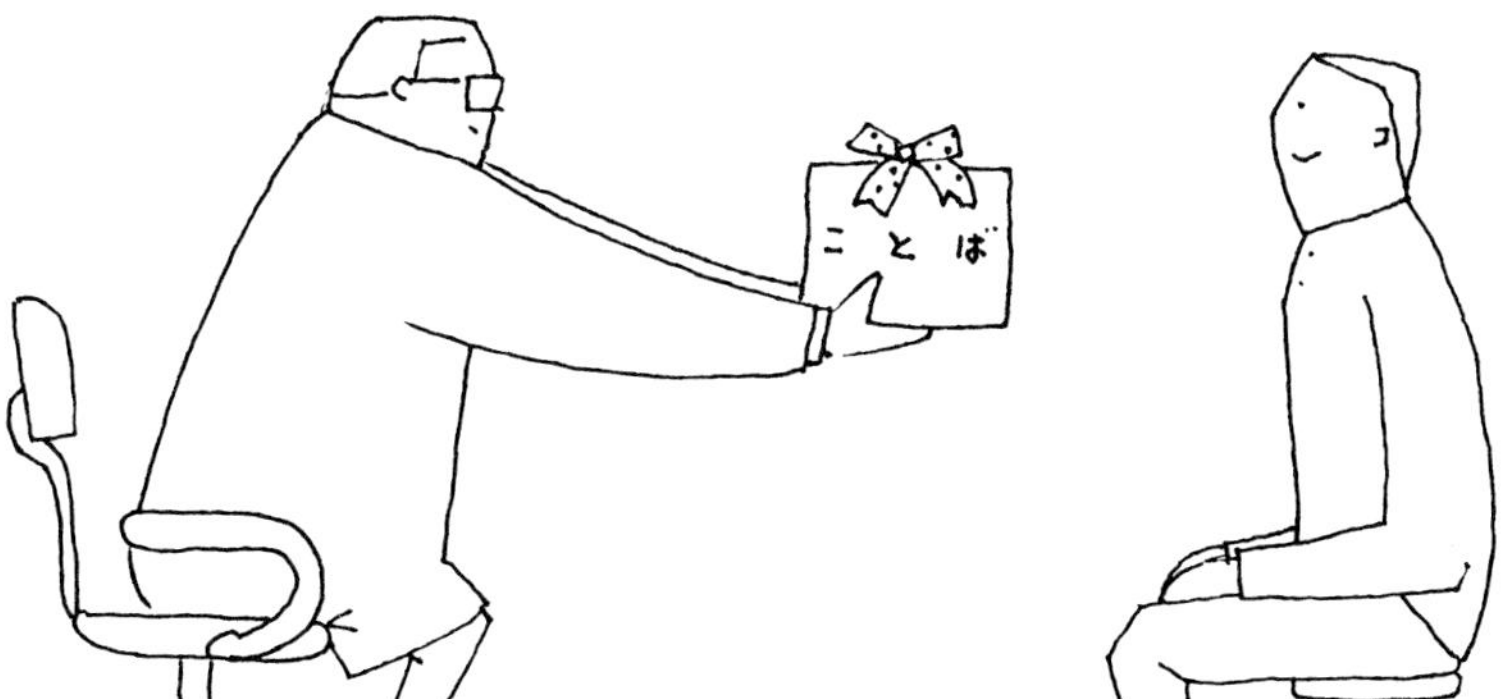

13 わかるということ

Aphorism

患者さんは「わかりました」という言葉を、いっぱい言ってくれます。

患者さんの「**わかりました**」という言葉を聞いたとき、医療者は自分の説明が知識として患者さんに「正しく」理解されたと思ってしまいます。でも、私たちが長い時間をかけて学んできている医療の知識がそんなに簡単にわかるはずがありません。インターネットで調べて知識を増やしても、医療の知識体系がみえるわけではありません。

患者さんは「わかりました」という言葉で、「自分の置かれた状況を受け止めてみよう」「よろしくお願いします」「命、預けます」と言っています。それは、「知識としてわかる」ことより、**もっと深い言葉**です。

だいたい、人は「わかりません」とはなかなか言えません。

ずいぶん前の私の個人的経験でしかありませんが、学校の授業の最後に「質問のある人は?・」とか「わからないことは?・」と先生から聞かれても、たいていの人は黙っていました。勉強嫌いの私は、そんなことより早く授業が終わってほしいとばかり思っていました。質問するのは勉強のできる人ばかりでした。あるていどわかっていないと質問はできませんし、何がわかっていないのかもわからなければ「わかりません」とも言えないのです。みんなが知っていそうなことは、とても質問できません。

それに、医療者が長い時間をかけて説明してくれているのに、「先生の言っていることは難しくて全くわかりません」なんて**絶対に言えません**。それでも何か質問しなければと思っての質問は、部分的にわかったことについての質問になってしまいますので、医療者からみれば「的外れ」の質問や「変に細かいこと」への質問になりがちです。

だから、「わかりました」と言った人が、「ぜんぜんわかっていない」行動を取ることはいくらでもあります。それに、「わかっていても、わかりたくない」ときもあります。そこで「わかったって言ったのに、どうしてちゃんとしないのだ」などと怒ったりしたら、せっかく「この先生に任せよう」と決意した患者さんはがっかりしてしまいます。

本当に「わかる」ということは、日本語で言えば「飲み込める」「腑に落ちる」というような、「ああ、そうか。そうなんだ」というようなわかり方です。日本人が何かについて深くわかったとき、つまり納得できたときには、「**腑に落ちる**」「**腹からわかる**」といった身体的表現を用いることは医療の世界にとっては示唆的なことです。そんなふうにわかってもらえるような説明をすることが私たちの目標です。そこまでわからないと、これから頑張って病気と闘おう（折り合いをつけて「仲よく」生きていこう）という気が患者さんには起きません。

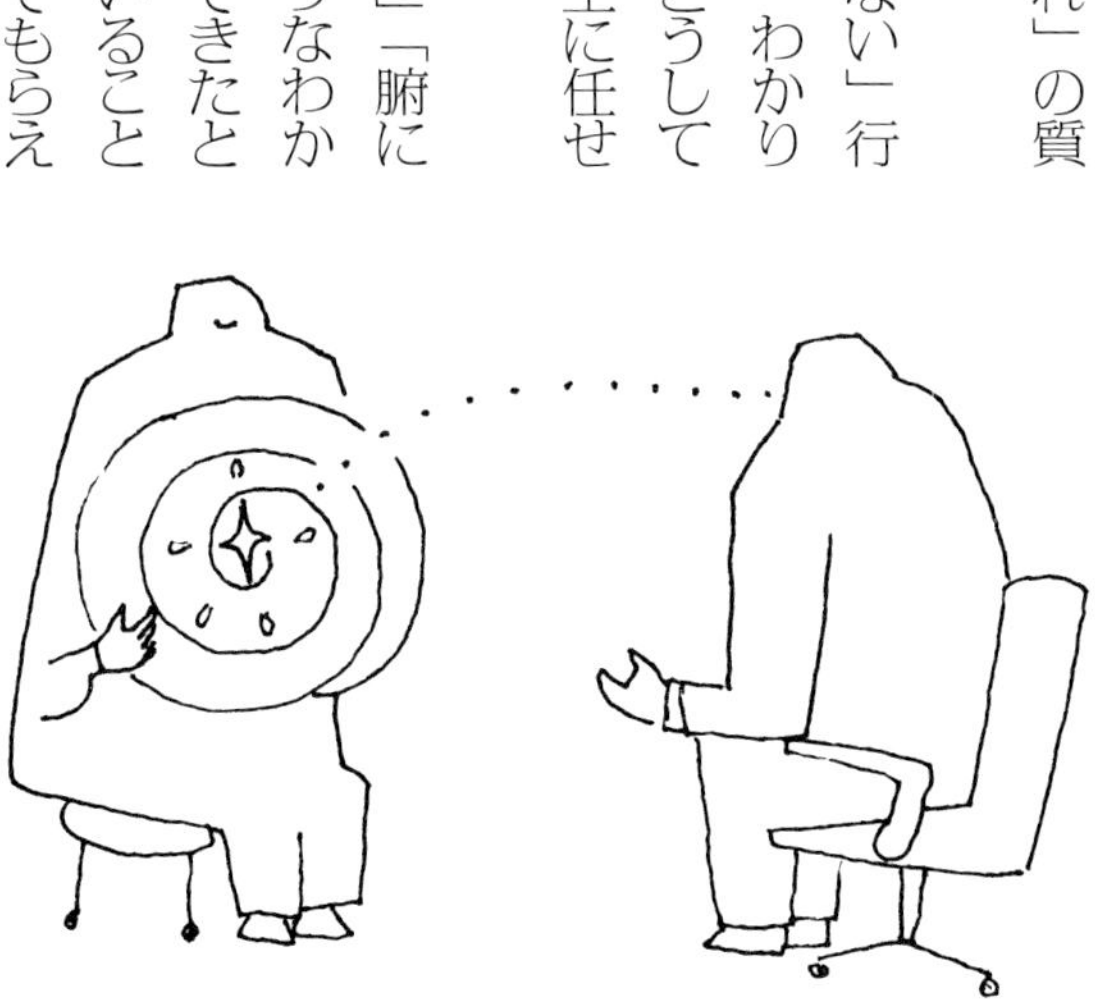

14 異文化コミュニケーション

Aphorism

医療者が説明する「感染症」と、それを聞いて患者さんが考える「感染症」とは、きっと同じ意味ではありません。

「高血圧」「糖尿病」「胃潰瘍」「〇〇がん」「歯周病」、どれでも同じです。患者さんは、テレビや雑誌からの知識や親しい人の病気を見たことで得た知識から、その病気についてその人流の理解をしています。本来ならば「感染症」と言ったときに、私たちが患者さんの思い描いている意味を確認し、感染症の基本的知識について説明をすべきなのです。それを私たちはしていないわけではありませんが、簡単にしかできませんし、言葉だけが通り過ぎていることも少なくありません。これらの疾患が患者さんの主疾患であれば、ていねいに説明することが多いでしょうが、それでもきっと意味あいはずれています。まして、「高血圧にも注意してください」「歯周病にも気をつけないとね」などと一言触れておくというような場合には言葉が流れていきます。そして、各々が違った意味で理解したまま、**かみ合っていないまま話が進んでしまい**、話せば話すほど距離が広がってしまうということは珍しいことではありません。

「だるい」「痛い」「うずく」「気持ち悪い」といった気分や感覚を表す言葉も、確かめないと意味がずれていることがあります。「『だるい』という感じを、もう少し具体的にお聞かせいただけませんか。たとえば『横になりたい』とか…」というように私は尋ねています。

「珍しい病気」「難しい病気」「ダメージを受けて」というような言葉も、医療者は「教科書にちょっとしか書かれていない病気」「一工夫が必要（でも僕ならできるよ）」「かすり傷」程度のつもりで言っているのに、患者さんには「難病」「不治の病」「クラッシュ」といった恐しい言葉に聞こえてしまいそうです。「ちょっと気になります」という言葉が、深刻なことではないかと案じて、ずっと気になり続ける人もいます。

専門用語は言うまでもなく難しく、**呪文のような言葉**です。カタカナ、アルファベットで書かれる言葉が通じないというくらいのことは、医療者にもわかります。でも、白血球やアレルギーという程度の言葉でさえ普通の人にはわからないものだとは、なかなか医療者には考えが及びません。「白血球が多くて心配だ」と言われた患者さんはその文章を丸ごと受け取るだけで、「白血球の仕事は何か」「多いとはどういうことか」「どんなことが心配なのか」などといったことが、医師の考えているような意味でわかるわけではありません。家に帰って家族にその意味を聞かれたときには「よくわからない」といっていることでしょう。核アレルギーという言葉がありますが、医学的なアレルギー反応ではありません。「アレルギーは大丈夫ですか」と医療者から尋ねられたときに、患者さんはよくわからないまま「はい」と言っている可能性があります。この言葉だけで済ませてしまうとすれば、医療事故と背中合わせです。炎症反応というような言葉は、**もう外国語です。**

インターネットなどで、自分の病気について知識をもち、専門用語について詳しい患者さんが増えてきました。「○○病ではないでしょうか」「鑑別には……という検査をするそうですね」「…という新薬があるという話を聞きましたが」などと、私たちよりも詳しい人もいます。それは、いろいろ話し合っていくために、基本的に「よいこと」です。でも、「けっこう知っているようだ」とつい医療者が難しい説明をしてしまうとしたら、それは違います。患者さんが知っているのは自分の病気に関する**ピンポイントの知識**でしかありません。ピンポイントのことはわかっても、人間の身体全体の仕組みのなかで一つひとつの言葉の意味がわかっているわけではありません。ある町の地理は詳しくわかっていても、その町が全国のなかでどこにあり、他の町とどのような位置関係にあるかはぜんぜんわかっていないようなものです。患者さんが病気や専門用語を「知っている」という場合こそ、その知識を確認しながら話すことが欠かせません。

私たちが考える以上に、**医療者の言葉は難しい**のです。異文化の人にわかるように**翻訳する**ことは、私たちの仕事です。そのためには、私たちの頭の中にシロウトの部分をキープしておくことが必要です。

Comment コメント

医師の説明を聞いていると、医師頭にはあまりにも当たり前のことなので、その前段階の知識についての説明なしに話されていることがたくさんあります。

・「ウイルス感染だから抗生物質は効かない」

でも、普通の人にはウイルスと細菌の違いがほとんどわかっていません。テレビなどではウイルスのことを「菌」と言っていることも少なくありません。

・「おなかが軟らかいから大丈夫」

「硬いおなか」がどんなもので、どういう意味があるのかがわかりません。「手術が必要な病気の場合には、こうして押してみると向こう側から跳ね返してくる反応がありますし、もっと重くなると押したときにおなか全体が硬い感じになるのですが、そんな感じではありませんでした」というような説明がないとわかりません。

・「（胸部）レントゲン写真のこの白いところが悪い」。

歯科の場合ならば「黒いところが悪い」もそうです。そもそも黒いところが何なのか、白いというのはどういうことなのかがわかりません。

・「噛み合わせが悪いから、上の（健康な）歯を少し削りますね」

噛み合わせが悪いってどういうことなのか、噛み合わせが悪いとどうなるのか、健康な歯なのに削っても良いのか、分からないことだらけです。

「もっと説明してほしい」という患者さんの言葉を聞くと、「そんなに時間がない」と医者は言います。医者は「もっと」と言われると量のことだと思うからですが、そうとは限りません。もっと「わかりやすく」かもしれませんし、もっと「自分をきちんと見てほしい」ということかもしれません。もっと「話を聴いてほしい」かもしれません。長ければよいということではありません。3 分が 10 分に感じられる接し方があり、一方で 30 分話されても何も話してもらった気がしないことがあります。問われているのは質です。

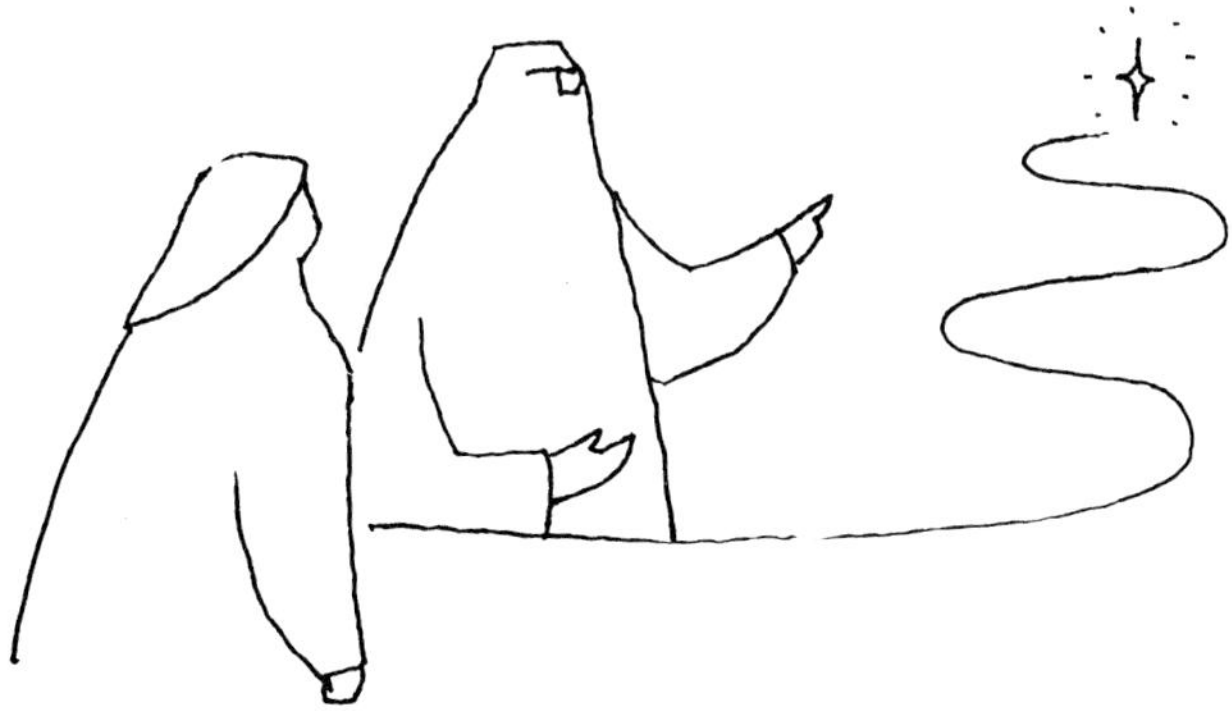

15 聞こえた音が変換できない

Aphorism

医療の場には専門用語、業界用語がいっぱいです。

ついつい私たちはそうした言葉を患者さんへの説明のなかに紛れ込ませてしまいます。

「あなたの痛みのセイジョウは、キシツテキなものというよりは、キノウテキなもののような印象です。でも、病気がシンコウする可能性がないわけではありませんから、シンシュウ的な検査ですが……」

「シニクがアッパイされていて、エンショウが進んでいます。コウクウゲカで処置するほうがよさそうですね」

でも、普通の人は、暮らしのなかで一番**ありふれた漢字を思い浮かべる**ので、

「あなたの痛みの正常は、気質的なものというよりは昨日的なもののような印象です。でも、病気が信仰する可能性がないわけではありませんから、信州的な検査ですが……」

「死肉がオッパイされていて、延焼が進んでいます。航空外科で処置するほうがよさそうですね」

という文章を思い浮かべてしまうかもしれません。

マッショウは「抹消」、ガイチュウケンサ（外注検査）は「害虫検査」、ショケンは「初見」、キョウセイシカは「強制歯科」、ノウホウは「脳ほう」、コウゴウは「交合?・」フセイコウゴウって

何か悪いことした?、コウカクは「降格」、ドウヨウって「心が?」、ヨウセイを妖精と思う人は少ないでしょうが、ある検査結果では「陽性だから正常です」と言われ、別の検査結果では「陰性だから正常です」と言われるので混乱してしまいます。

セイリテキは「生理的」か「整理的」か。「生理的」は文字としては正しいのですが、女性の問題と考えてしまう人がいるかもしれません。「あの人、生理的に合わない」などという言い方のほうが一般的です。「生理的」＝「正常」と思うのは医療者だけです。

医療者はたいていのときはちゃんとわかりやすい言葉に言い換えているものですが、それでもついカタカナのような言葉が混じってしまいます。この程度は「わかるだろう」と思って使ってしまうこともあります。

これらの言葉は日本語なので、患者さんは頭の中で「**ワープロ変換**」することになります。キノウテキが「機能的」だと気がつくまでに何秒間か、かかります。その間、医療者の**言葉は耳に入っていない**のですが、医療者は患者さんがワープロ変換していることに気がつきませんから話し続けています。

聞きなれない専門用語をていねいに解説してもらっても、自分の現状が難しい言葉で語られること自体に戸惑います。そこでも思考は一時停止し、そのあと少しの間、医療者の言葉が耳に入らなくなります。医療者の言葉が耳に入らない瞬間＝説明の聞こえていない部分がそこここにいっぱいでき、結果として医療者の説明は**穴だらけ**のものとなっています。穴がいっぱい開いた説明では話全体がわからなくなり、医療者がせっかく長い時間をかけて行った説明自体が意味不明のものとして「ゴミ箱に**捨てられて**」しまいます。

医療者も、話しながら自分の言葉をワープロ変換してみて、ふつうの人ならばどのような文字を思いうかべるかを想像して説明すると、齟齬は少なくなると思います。

16 言葉が多すぎると聞こえない

Aphorism

医療者は、知っていることをできるだけたくさん伝えようと思いがちです。

そのため、早口でたくさんのことを、しかも患者さんには難しい言葉や耳慣れない言葉、聞き分けられない言葉がいっぱい入ったままの説明をすることになります。

でも、それは差し出されたお猪口に上から一升のお酒を一気に注いでいるようなものです。普通の人が医学の言葉を受け止める**キャパシティはごく小さい**のです。ゆっくり少しだけ注がなければお酒はお猪口からこぼれます[1]。お猪口が空になればまた注ぎ、飲んでいる人の顔が赤くなればそれ以上は勧めないのが常識ある人です。

それなのに、早口でたくさんのことを説明する医療者は、「よいお酒を一升もあげた。すごいプレゼントをした」と思い、そのことに満足してしまいがちです。一方で患者さんは、「お猪口からどんどんこぼれていることに気づかずお酒を注ぎ続けられた」としか思えません。患者の状態に意を払えない医療者なのだと思い、**不信が芽生えます**。片方は満足し他方は不満・不信という深刻なずれが生じていることに医療者は気がつきません。この芽は、何かがあれば一挙に不信の大木となって医療者に倒れかかります。

たくさんのことを話そうと思うと（あとで「話を聞いていない」と言われないように何でも話しておこうなどと考えると）、時間が限られているので、話は間断なく進み、「**間**」がなくなります。「間」は聞くほうにとって、内容に考えを巡らせたり、疑問を反芻したりする貴重なものです。間があるからこそ質問をさしはさむこともできます。あれもこれもいっぱい話そうとすると、言葉は「立て板に水」となります。患者さんは、**言葉の洪水**の中でどれが大事なことなのかがわからなくなります。話にメリハリがなくなってしまい、患者さんは戸惑ってしまいます。一方的な言葉が大量に降ってくると、患者さんは**責められている**ような感じがしてしまい、その勢いに圧倒されて「はい、はい」「わかりました」と言うしかなくなります。早口で「はい、はい」という返事が連発されているとき、たいてい患者さんは医療者の話がわからなくなっています。それでも患者さんは「ちょっと待って」とは言えません。

「間」を取ることは話す人が落ち着いていなければできないことですが、私たちが落ち着いていると患者さんも落ち着いていろいろなことを話すことができるようになります。患者さんがいろいろなことを話してくれると、その話のなかから説明すべきポイントがみえてきます。結果として、私たちの話す量が少なくて済み、誤解や不信を減らせます。「間」は、話すほうにとっても、患者さんの反応をみながら自分の考えを整理する貴重なものです。間を入れて、ゆっくりめに話すということは欠かせません。

検査結果や診断について説明する際、理由を順々に長々と話してから結論を言う人が少なくありません。患者さんは、医療者は「悪いこと」を話す人種だと思っていますので、理由の説明を聞いている間ずっと「いつ『悪い』話が出てくるのだろう」と**ハラハラしています**。ハラハラしている間は話が耳に入りませんので、結論くらいは記憶に残りますが、先に説明された理由や根拠はすっかり記憶から抜け落ちてしまいます。

話には**メリハリ**が必要なのです。医学的な説明で言えば、〈タイトル―結論―内容と理由―まとめ〉というように話すことです。TVのニュースで〈主なニュースの見出しの紹介―一つずつのニュースについての説明―もう一度見出しを紹介〉、裁判で〈判決主文―判決理由―裁判官からの言葉〉というような形をとっているのは、そのような説明のほうが人は**理解しやすい**からです。知りたいことがまずわかれば、その知りたいことについての説明や理由づけについて関心をもって聞くことができますし、途中でわけがわからなくなることがあっても最後にポイントをまとめてもらうことで**自分なりに確認**することができます。

診察や検査の結果を説明する場合、次のような順序だとわかりやすいと思います。

〈結論〉「異常が見つかりませんでした」「○○という病気が疑われます」「結論から言えば手術をお勧めします」

〈理由〉「……のような病気を考えて、……の検査をしましたが異常が見つかりませんでした」「どうしてこのように診断したか、お話しします」「どうして手術をお勧めするかについてお話しします」と、順を追って、わかりやすく整理して説明します。その際、要所要所で話を要約したり、ポイントを強調して説明することが必要です。「どうしても今日わかってほしいポイント・大きな枠組み」をしっかり話すようにしなければ、医療者の考えは患者さんにはなかなか伝わりません。全体が見渡せるようにポイントを押さえた説明を行うことが大切です。何でも話してしまうことはしばしば何も話していないのと同じ結果になるということは、医療者にはなかなかわかりにくいことです。

〈まとめ〉「結論として異常はありませんでした」「以上お話ししましたように手術が最善の治療と思います」。それに続けて、「ご質問をお聞かせください」「ご希望があると思いますので、お聞かせください」です。

コメント
「検査結果で異常がありません」と言った後に、「だから病気じゃありません」とか「うちの科じゃありません」「もう来なくてよいです」「気のせいじゃないですか」などと言うのは最悪です。患者さんの「辛さ」「苦しさ」「不安」はなくなっていないのですから、見捨てられたという印象しか残りません。「検査には異常がありませんが、でも辛いのですよね。うちの科ではお役に立てそうにないのですが、どうすれば良いか一緒に考えてみましょう」と言えば、「よい先生」と思ってもらえるのに。

コメント
コミュニケーション教育の中にBad News Tellingというものがあります。でも、この言葉は要注意です。「検査に異常がない」のはGood Newsだと医者は思いますが、身体の不調が続いて受診した人にとってそれはBad Newsです。Best Newsは「病気が見つかったが、怖いものではなく、少し薬を飲めば良くなる」です。重い病名を告げることばかりがBad Newsだと思っていると、気持ちがすれ違ってしまいます。

コメント
漢字が重なる言葉は「漢語」＝外国語ですからわかりにくく、かつ権威的な言葉です（だから、論文やお役所の文書には多用されます）。上気道、採血・採尿、画像検査、腹痛、胸痛、炎症、選択、意義、腹部全体、経緯、内服、生命維持、飲酒、感染源、改善、増悪…といくらでも挙げられます。このような言葉が多ければ多いほど、患者さんの心は委縮してしまいますし、医療者の説明を聞くことがきつくなってしまいます。私たちは、ふだんの会話の中では漢字が重ならない「和語」を使っています。「血を取る」「胸が痛い」「お酒を飲む」「良くなる」「悪くなる」のような和語が入るほど説明が柔らかくなり、患者さんの心をほぐします。

脚注↓ (1)藤沢晃治『わかりやすい説明の技術』講談社、2002。

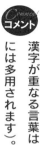

17 これだけはわかってほしい

Aphorism

自分の判断や考えを縷々説明すればよいというわけではありません。

どうしても、今の段階でこれだけはわかってほしいということを、きちんと伝えてこその説明です。

患者さんは結論だけを求めているわけではありません。「何も異常がなく、心配がない」という場合など、なおさらどうしてそうなのか知りたいのです。思考の過程の説明も必要なのは数学の解答と同じです。その**説明の根拠となる数字や考えや経験**も説明すべきです。医療者としては何を根拠にどのように考えたのか、何を心配しているのか、どのような背景からこの「結論」の言葉が語られているのかが話されないと、結論が患者さんの心にストンと落ちません。

「初めて子どもが熱を出して受診したときに『病気は何ですか』と尋ねたら、『そんなのわかるわけないでしょ』と言われてしまいました。それ以来、あの先生は避けています」という母親がいました。

「そんなのわかるわけない」というのはまったく正しいのです。わからないことは「わからない」とはっきりと言うべきです。でも、どこまでのことがわかっていて、その先、どういう理由で何がわかっていないのか、それがわかるためにはどのようなこと（検査のこともありますし、時間のこともあります）が必要なのか、医療者としてどのようなことを心配しているのかがきちんと説明されなければ、患者さんは「見捨てられた」としか思いません。

「○○○や△△△など、いくつかの病気が考えられるのですが、まだそのどれだと言えるだけの症状が出て（そろって）いません。ここでせっかちにお薬を出してしまうよりも、あと1日待って、症状の変化をみてから検査を進めるほうが、無駄な治療ややり過ぎの治療をしなくて済みますので、ここはちょっと我慢して待ってみませんか。今の状態なら、この1日のために手遅れになる可能性はとても少ないと思います。もちろん、今夜でも…のように具合が悪くなれば……」と説明すれば、この母親はその後ずっとこの医師を信頼したことでしょう。

腹痛と嘔吐の患者さんの家族に「胃腸炎です」と説明した医師は、次の日に手術が必要なことがわかったとき、「誤診だ」と責められました。医師は初めから外科的疾患を心配して、きちんと検査はしていたのです。もし「医者としては、この症状では手術が必要でないか心配しています。それでいくつもの検査をしたのですが、どうしてもその証拠がつかまりませんでした。それで、今は胃腸炎としか言いようがないのですが、症状がなくなって元気になるまで『手術が必要な病気ではないか』と気にし続けて拝見していきますので、よろしくお願いします。手術というと怖く感じられるかもしれませんが……」というように説明していれば、手術になった時点で「最初から予見していてくれて、そのとおりになった。**名医だ**」と言われたはずです。

最終的には抜歯が必要だと予測できるのならば「この歯は抜歯が必要になるかもしれません。でも、できるだけそれを避けるように根管治療というのをしてみませんか。その治療がうまく行かなければ、やはり抜歯をおすすめすることになると思います。根管治療というのは……」というような説明が必要だと思います。「根管治療をしましょう」↓「だめですね、抜歯しましょう。インプラントは…」というような流れだと、「だらだら長引かせて、うまく治せなかった。医者が悪くしたんじゃないの」というように受け止められてしまうかもしれません。

「血液検査の結果は異常ありませんでした」ではなく、「○○という病気を心配して、××という検査をしましたが、数字はこのように正常範囲の中にあって…」というように思考の筋道・枠組みを明らかにして説明することで、患者さんの理解が深まり、「医療者が**いろいろ心配して、頭をフル回転させている**」ということが伝わります。

「どのように考えて、検査や治療の方針を提案しているのか」「今の状態で、どのようなことを心配しているのか」「とてもうまくいく場合には…のようになる。逆にとても好ましくない場合には…のようになると考えています。そのようなことが起きた場合には…という対策を考えています」「この薬を1週間のんでいただいて、1週後には…のようになっていることを期待しています。もし、症状がそれほどよくならないときには○○することを検討します」というように、医療者の思考の枠組み＝**医学的な「知識・判断」**と患者さんのことを**心配している「思い」**との両方を合わせて伝えなければ、「知識・判断」も「思い」も伝わりません。どんなに適切な診療をしていても、説明が伝わらなければ不適切なものと捉えられてしまいます。

「どうしてもこれだけはわかってほしい」ことを一生懸命説明すると、その説明には少したどたどしくなるところがあっても、思いも間違いなく伝わります。

■話し方についてもう少し

もう少し、例をあげておきます。

・「がんの心配があります」と言ってしまっては（がんの心配があることは少なくないのですから）、患者さんを不安にするばかりです。私は、「医者はどうしても『がんの可能性』を気にしてしまいますので、可能性はとても低いと思いますが、念のための検査もさせて下さい」などとお話しします。それでも「可能性が0ではありませんから」と言ったところ、翌日「一睡もできませんでした」と言って再診されたことがあります。ていねいに話し過ぎても、重い病気だからていねいに話すのだと思われることがあります。

・「医者はどうしても最悪の場合のことも考えますので、こういう言い方になってしまうのですが、その可能性はごくわずかですから、まずそのつもりで聞いてください…」

・「こうした言葉は医者には当たり前のもので、珍しいものでも難しいものでもないのですが、初めてお聞きになると『怖い』とお感じになるかもしれませんね」

・「病名は怖いですが、医者はこの病名を聞くと、一番性質のよい病気と考えています」

・「勝手に医学がこんなややこしい名前を付けてしまっていますが、……という意味にとってくださるほうがわかりやすいし、安心できると思います」

・「この病気が回復するのはふつう1週間くらいかかりますから、医者は『まだ短い』という顔をすると思いますが、患者さんには5日間でも長いですね」

・「医者の間でも意見が分かれていて、絶対にこちらが正しいとは言えないのですが、多くの医者がこの方法を勧めているということには、それなりの根拠があると私は考えています」

少し手間をかけるだけで、コミュニケーションはずいぶんうまくいくのに「もったいない」と思わされる事例をみることが少なくありません。

18 目に見える説明を

Aphorism

医療の専門語は呪文みたいなものです。

CRPを炎症反応と言い換えても、患者さんは難しい言葉を2つもらっただけのことです。医療者は誰もがわかりやすく説明する努力はしていますが、しばしばそれは高層ビルを30階から20階まで下りてきた程度にとどまっているのです。1階にいる患者さんからみれば30階も20階も大差ありません。「CRPは炎症反応なのですが」では1、2階下りた程度です。

地上まで下りる＝患者さんにわかるように説明するには、たとえなどを用いてその人の**心にひっかかる**ように説明しなければなりません。網目の粗い蜘蛛の巣には大きな虫しかひっかからないのですが、医療者の難しい言葉は鉄砲玉のようにこの網の目を素通りしてしまいます。鉄砲の玉を粗い網の目にひっかかるような大きな虫に変える、つまり普通の暮らしの言葉・事例にたとえるなどして**「目に見える」説明**にすることが必要なのです。

「炎症」は「体の中の火事」、「白血球」は「身体防衛軍」、「自己免疫」は「身体防衛軍が国民に発砲している」。私は「CRPは医者の言葉では炎症反応と言います。炎症の炎という字からわかるように、身体の中で火事が起きていて、その煙の大きさを見ているようなものです」などと説明しています。「歯の根管というのは、家の土台みたいなものです」というのも同じです。

粗い網の目に言葉がひっかかったとき、患者さんはその言葉の意味を考え出すようになります。こうして医療者の言葉がその人の知識の整理箱にきちんと収まったとき、「わかった！」と感じます。「腑に落ちる」ということです(1)。

私たちはプロなのですから、患者さんがわかるまで（言葉を工夫して）**説明できる能力と忍耐力**をもっていることが期待されています(2)。小学生にもわかるような説明ができるということです。「そのような人であってね」と国民から期待されている証が国家資格の免許証です。

脚注→ (1)「わかる、というのは秩序を生む心の働きです。秩序が生まれると、心はわかった、という信号をだしてくれます。つまり、わかったという感情です。その信号が出ると、心に快感、落ち着きがうまれます」「知識の網の目があると、その網の目を通してものごとは整理されます。わからないことがあると、この網の目に引っかかってしまうのです。心がこれ何？　と信号を発します。…疑問として立ち上がります。そしてこの疑問が解決すると、知識の網の目がひとつ増えます。…網の目が作り上げられていないところは、ひっかけようもありません。そもそも網が準備されていないのです」（山鳥　重『「わかる」とはどういうことか―認識の脳科学』筑摩書房、２００２）。／(2)「何回も説明したのにわかってくれない」という人がいますが、同じことを何回も言っているだけということが少なくありません。病気自体が受け容れられない人もいますし、自分の身体が傷つけられたり「毒にもなる薬」を呑まされたりすることが納得できない人もいます。医学的な言葉が難しくて理解できない人もいます。正しい説明でも、「分かれ、受け容れよ」と同じ言葉を言い続けるだけでは「言葉の暴力」になります。

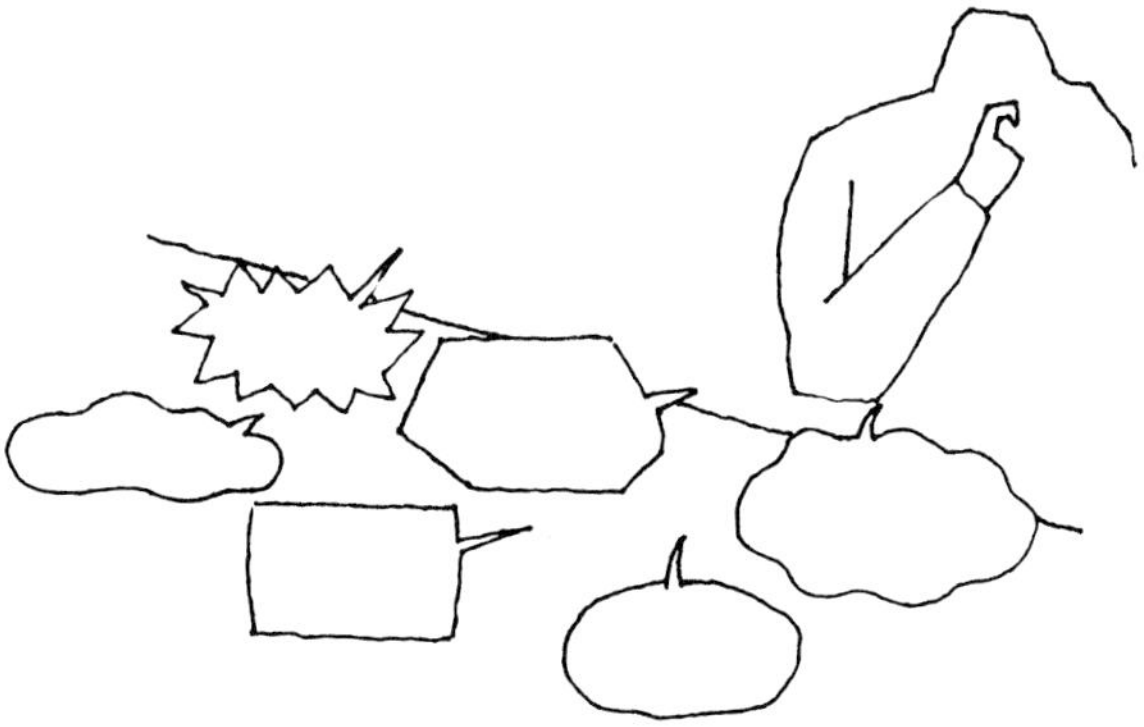

19 処置と説明

Aphorism

患者さんを診察する際や患者さんに処置をする際には、経過を説明しながら行います。

説明がなく黙々と処置されていると、その間ずっと患者さんは不安です。意識がない人や言葉の通じない人（子どもや障害のある人など）にも必ず同じように話しかけます。その医師の姿を見て、家族や周囲の人は、患者さんが**一人の人間として尊重されている**と感じます。年齢や状態に応じて、かける言葉が変わってくることは言うまでもありません。

診察しているときに、今どんなことを考えてどんな診察をしているか、どんな異常をみようとしているか、次に何をするかを、簡単にでも説明されると患者さんは落ち着きますし、気をつかってもらっていると感じて嬉しくなります。

「それでは心臓の音を聴いてみます」

「おなかを診察します。少しくすぐったいこともあるかもしれませんが、悪いところがあると押した手へのお腹の中からの反応が違いますので、それをみています。痛いところがあれば、我慢せずに教えてください」

「歯を叩きますが、そのことで炎症があるところを探しています」

処置中は**不安**ですから、医療者の声でホッとすることもありますし、とても不安になってしまうこともあります。医師の言葉や態度に、文字どおり一喜一憂します。「心配だな」「うーん」

「眉をしかめる」「首をかしげる」、そういったことの一つひとつが不安につながります。「まあ、大丈夫でしょう」と「ちょっと心配ですね」は医師にとってはほぼ同じようなもののことが少なくありませんが、患者さんにとっては大違いです。口腔内は典型ですが、処置されている自分の身体は見えないことが少なくありません。超音波や内視鏡などで画像をお見せすることが多くなりましたが、それにしても処置を受けている最中に質問することはなかなかできませんので、ポイントをわかりやすい言葉で説明します。


「今、……をしています」

「半分が過ぎたあたりです」「もう一息です（あと○分くらいです）」

「あと○○分くらいかかります」

「順調に進んでいますからね」

「ここは少し痛いので、よろしくお願いします」

「お口を開けていて疲れませんか」

「○○には異常がありません」

「…のように見えるところが異常です。これは…」

「…に異常が見つかりました。具体的には…」


逆に処置中に、こんな言葉は困ります。

「これくらい我慢できないの」

「だらしないなあ」

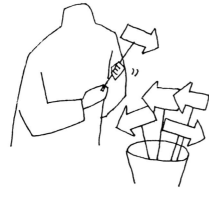

「みんな、我慢していますよ」

「これは、しょうがないなあ」

「えーー!!」

「ひどいな」

「きたなーい」

「あっ」

「まずい」

「やっつけちゃおうか」

「しまった」（処置と関係ないことについて言っても、処置を失敗したと思われます）

「…してやるから」（「…して、やるから」という「する」のつもりの言葉が「施し」の言葉と受け取られました）

処置中、清潔に配慮している姿や、患者さんの苦痛・不快感に配慮している姿を見るだけで、患者さんの信頼感が増します。介助者に「チューブが患者さんにあたっているよ」と注意しただけで、患者さんからとても信頼された医師がいます。

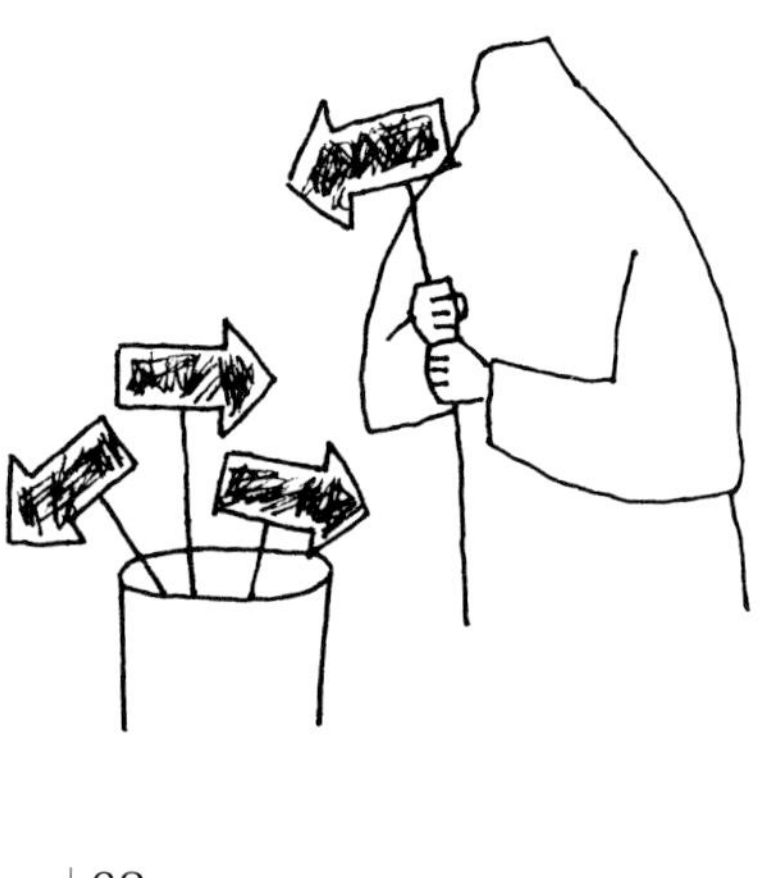

Comment コメント しばしば、私たちが何気なく話した言葉が、とても深刻なものに受け止められてしまいます。スタッフと別の患者さんのことを話したのに、そのことを自分のことと思い大混乱してしまった患者さんはいっぱいいます。

20 検査・放射線は怖い

Aphorism

「じゃあね、検査をしてみましょう」
「レントゲンを撮ります」は、説明になっていません。

「検査をさせていただきたいのですが」という言葉に継いで、**どんなことを考えているのかを説明します。**

「○○という病気が心配なので」
「肺炎だけは否定しておきたいので」
「入院して抗生物質をしっかり使わなければならない状態かどうかを確かめたいので」
「抜歯が必要かどうかを確認しておくことが必要なので」
「大丈夫だと思うのですが、病気を見逃して治療が遅れるようなことを避けたいので」

そのために、どのような検査を行い、**何をみようとしているか**について説明します。

「血液を取って、白血球というばい菌をやっつける細胞の数をみてみます」

レントゲン写真を撮る場合には、被曝のことについて一言は触れて、レントゲン写真から得られる情報の利益が被曝の不利益を上回ることをわかりやすく説明することが必要です。

検査結果が出たら、どのような説明をするかのプランを立ててから説明を始めます。

まず結論をお話しします。

「あまり大きな異常は見つかりませんでした」

「検査は全く異常がありませんでした」

「1つだけ心配な結果があります。まず正常な（心配な）ほうからお話ししますね」

「いくつかの検査結果から、入院をお勧めすることになります」

結論を先にお話しするほうが、説明を落ち着いて聞けるものです。

そのうえで、「それでは、**どうしてこのように判断したか**のご説明をします」と、具体的にお話ししていきます。

「この症状では、○○などの病気が一番心配だったので、△△の検査を行いましたが、異常ありませんでした。次に□□なども見落としてはいけないので…」

検査の意義、検査結果の解釈については、医学的な言葉だけでなく**わかりやすい日常語**で説明します。異常な結果についてはていねいにお話しすることは言うまでもありません。正常な場合でも、「あ、これは問題ないですね」などという言葉で済ませないようにします。検査を受けた人には、すべてが気になるからです。「この検査は異常がないので、よかったですね」というような言葉を添えることにも意味があると思います。

検査結果を印刷したものをお渡しするほうがずっとわかりやすくなります。結果の欄に高値を示す「H」が付いていてもあまり心配ない項目がありますので、それについては「気にしなくてよい」理由を説明しておかないと、患者さんは「Hだから異常だ！」とかえって不安になってしまいます。

専門用語とかみ砕いた説明を併せて行うことについては、CRPを例に58頁で述べました。そのうえで、「CRPが高いから異常です」ではなくて、「正常値より高いのですが、入院するような方は○○くらいの数字になることが多いので、そこから比べると少し体調が悪いという程度だと考えてよいと思います。ただし、検査値は後から上がってくることがありますから、検査値だけで判断するわけではありません。症状や身体の調子の良し悪しなどを総合して考えていきます…」というように説明します。

そのうえで、**考えられる病名とその根拠**を説明します（検査を行っていない場合はここからです）。

「…の症状、…という検査結果から、一番考えられる病気は□□だと考えています」「□□以外にも、可能性はとても少ないと思っているのですが、△△という病気は手術が必要になることがあるので（早く見つけて処置をすると短い経過で帰れるので、などいろいろあります）頭の隅でずっと気にかけて経過をみていきたいと思っています」

「95％この診断でよいと思いますが、これ以外の病気の可能性がわずかながらありますので、経過や追加の検査結果によって、お話が変わる可能性はあります」

説明は、医者の「安心（なんでも言っておかないと自分が不安だから）」や「満足（全部言っておいた）」、「自己防衛（あとで文句言われないように）」のためにしているのではありません。**患者さんは病気との闘いの主役**で、私たちはその人たちをお手伝いする共同の治療者なのです。病名を告げるということは、人に病人としてのレッテルを貼り付けることではなく、病名に負けてしまわない生き方を**一緒に考えていく**ということです。どんなに「怖い」病名でも、そこから前向きになれるような説明であってはじめて、説明と言えます。

21 質問はありがたい

Aphorism

患者さんへの説明の最後に「何かご質問はありますか」「おわかりにならないことはありますか」と私たちは尋ねます。

「ありません」と言われると、自分の説明がうまくいったような気になりますが、どんなにていねいに説明しても、医学のことは普通の人に簡単にわかるはずがないのですから、疑問がないはずがありません。

患者さんから質問が出ないような説明は、よい説明ではないのです。患者さんが質問しにくいような雰囲気だったのかもしれません。

質問が出るということは、患者さんが**何かをわかった**ということです。質問を聞くと、患者さんの理解がどのようなものであるのかがわかりますし、患者さんの不安を察することもできます。人は医療者のことをそれなりに信用しなければ質問してくれないものですし、説明しているときの雰囲気が悪ければ質問してくれませんから、きっと雰囲気がよかったのでしょう。何かを理解するということは**質問を重ねることでしか深まらない**のですから、理解に近づく第一歩を踏み出したということでもあります。

病気の不安のなかで、つぎつぎと疑問がわきだし、1つの質問に答えてもらうと、その答えに対してさらに疑問がわいて、と尽きることがないのですが、それを受け止めるのは私たちの仕事のうちです。

医療者は自分の説明がオペラの本舞台、質問はカーテンコールだと考えがちです。その発想を少し変えて、私たちの説明は患者さんの質問から始まるおつきあいの本舞台のための**序曲にすぎない**と考えれば、「質問？待ってました」です。序曲の名曲はたくさんあります。「何かご質問は」という言葉は、幕を開ける言葉であって、「打ち止めの触れ」ではありません。

患者さんから同じような質問を繰り返されてイライラしてしまうことはあります。でもそこで、「だからあ…」「さっきも言いましたけどね…」「どうしてわからないかなあ」などと言ってしまうと、もう何も尋ねてもらえなくなります。

患者さんは、私たちが促してもなかなか質問しにくいものです。何を質問すればよいのかわからないことも少なくありません。質問することが怖くて、できないこともあります。私は、「私自身、あのあたりがうまく説明できていないと感じたのですが、いかがですか」「このあたりは、わかりにくいと感じられる方が多いのですが、…」などと誘い水を差しています。私たちが次のようなことを確認すると、患者さんは**質問しやすくなります**。

・お話をまとめてみますと…（相手の話に沿って）。
・このような理解でよろしいでしょうか。
・ほかに話しておきたいことはありませんか。
・どんな病気だとお考えですか。
・病気について、何かご自分でお調べになったことがありますか。
・どんなことがご心配ですか。
・ご希望の検査（治療）がありますか。

・**生活面**などでの**ご希望**がありますか。
・説明で、**難**しかったところはありませんでしたか。

こうした質問を通して、患者さんは「医療者が自分の思いに気を配ってくれている」「大切にしてくれている」と感じて嬉しくなります（メタ・メッセージ）。それは、**信頼の元**になります。

最近では、インターネットなどで情報をたくさんもっておられる方も少なくありません。「何かお調べになりましたか」というように尋ねてみると、それまで黙っていても「インターネットではこんなことが書いてありました」などとおっしゃることが多くなりました。そこは、説明を深めていく**入口**になりますし、話を進めやすくなります。でも、インターネットなどからの知識があるようだからと難しい話や専門的な話をどんどん進めたら、患者さんは置いてきぼりになってしまいます。

Comment コメント 「患者満足」という言葉がありますが、患者さんは「たくさん話される」ことよりも、「質問にきちんと答えてもらう」ことで満足度が増すと言われています。質問にきちんと応える・答えることで、対等な人間として患者さんと接している姿勢が伝わるからです。

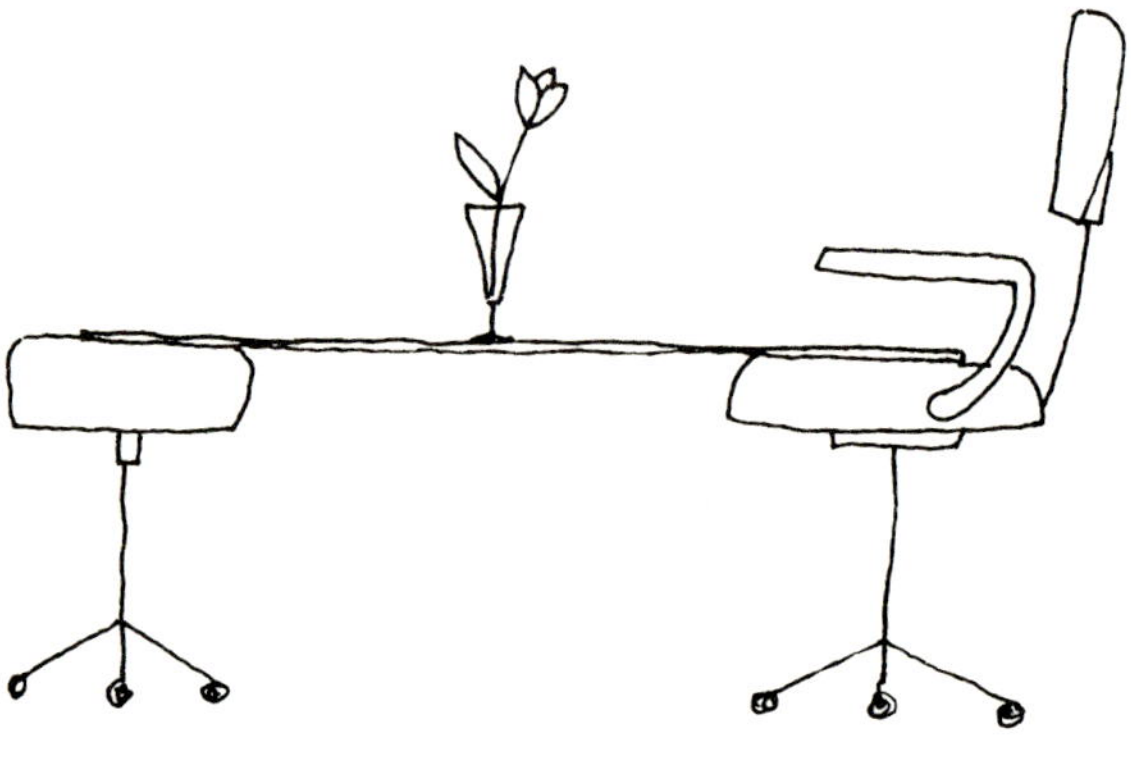

22 患者さんの言葉

Aphorism

患者さんの言葉が私たちの情報源ですが、患者さんの言葉はその気持ちや希望をそのまま反映しているとは限りません。

黙っている患者さんには「問題がない」ということでもありません。

病気になった患者さんの思いは**千々に乱れて**います。思いはまとまらず、そのため何をどのように言えばよいかわからなくなります。思いは言葉におさまりきらず、どのように語っても自分の実感とずれているような気がします。思いは刻々と変化するので、そのときどきに言うことが違ってきます（どれも、その時点では正直な思いです）。

患者さんは、自分を奮い立たせるために強がったことを言うことがありますし、誰かに頼りたくて弱々しいことを言う場合もあります。医療者から怖い話を聞かされることへの不安のために、たいして病気のことを気にしていないように言うこともあります。医療者の話を聴きたいと思いながら、聞きたくないとも思います。とても痛いのに「ちょっとだけ痛い」と言う人もいます。「大丈夫です」とにっこりしながら、「私の辛いことをわかってよ」と思っている人もいます。患者さんは思いのすべてを話すわけではありませんし、大切なことだけに話さずに心にしまっておくこともあります。こうした言葉を聞いた医療者は、ホンネのわからない患者だと思ってしまうことにもなります。一方で、思いつく「怖いこと」をみんな言ってしまう人もいます。

患者さんは、医療者に気を遣い、医療者の顔色をうかがいながら話します。自分の思いを遠まわしに言うこともあります。「一を言ったら、十をわかってよ」と願っていることも少なくありません。何も言わないけれどわかってほしい（以心伝心）という場合さえあります。

医療者の気に入られそうな言葉を選んで話すこともあります。自分の思いを主張することよりは、相手によく思われるように、相手を傷つけないようにということを自らの言葉を選ぶ基準とすることも少なくありません。自分をよく見せるような言葉を選ぶ人もいます。

患者さんの言葉は、同じ言葉でも場面や相手によって意味合いが変わります。

患者さんは、場面や相手によって言うことが変わります。相手を見て、言うことを変えます。そして、人と話していることにより思いがどんどん変化します。そんなことはあたりまえのことなのに、医療者には「言うことがコロコロ変わる」「相手によって、言うことを変える」困った人に見えてしまいます。

いつも患者さんは、思っていることの万分の一も話せなかったと思っています（何時間話しても、そう思います）。

患者さんの**言葉を大切にしながら**、表面の言葉だけに振り回されずに**言葉の奥の心を見つめ**ないと、患者さんの心に近づくことはできません。

コメント

患者さんの「はい」「わかりました」「お願いします」「ありがとうございました」といった言葉の奥に別のホンネがあるかもしれません。無意識の拒否感（本当はいやなんだけど）やあきらめ（仕方ない）、服従意識（言われる通りにしておく方が良いのだろう）、屈辱感（自分は無力だ）などが横たわっていることもあります。しかし、日常の診療の場面では、そのような意識を詮索せずに、とりあえず言葉を額面通りに受け取っておいて良いと思います。患者さんとの関係がしっくりこない時に、そのような目で患者さんの言動を見直してみると役立つことがあるかもしれません。

救急外来を受診した嘔吐の子どもを診察した医師の「緊急性はありません」という言葉に、母親は怒ってしまいました。「子どもが吐いて苦しがっているのに、緊急じゃないんですか」と。

緊急手術を要する腹部疾患や中枢神経系の疾患の可能性が否定でき、あといくつかの代表的な疾患が否定できれば、医師は「緊急性がない」とホッとします。この適切な診断を母親に伝えれば安心してもらえると医者は思います。でも、青い顔をして何度も吐いている子どもの状態は、母親にとっては緊急事態以外のなにものでもありません。救急外来に駈け込んで来た母親にとって「緊急性がない」という言葉は、その判断や行動自体を全否定された気がします。医師の「緊急性」と患者さんの「緊急性」とは異次元の言葉なのです。

「医学的には……といった緊急の治療を必要とする重大な病気ではないと思いますので、ひとまずご安心ください。でも、辛そうですからなんとか症状を軽くするようお薬を使ってみましょう」と、ていねいに二つの次元を行き来しながら説明すると、事態は変わります。

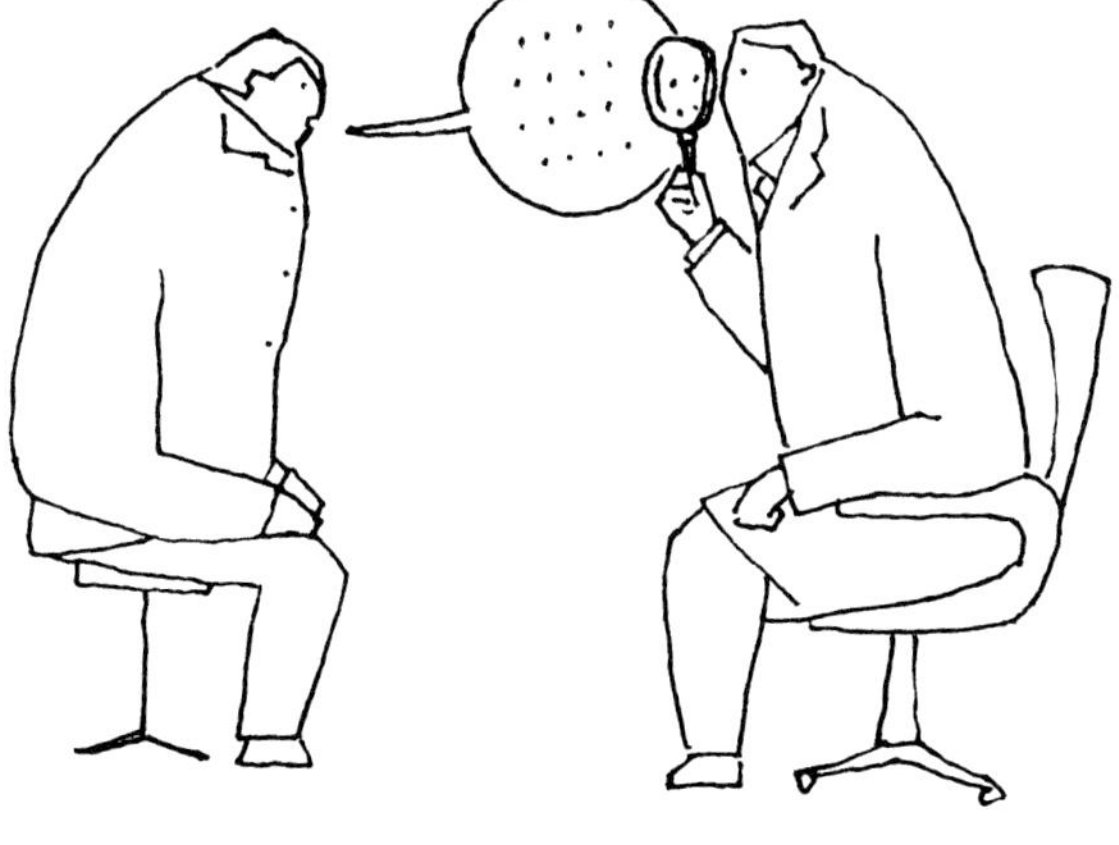

23 言葉の奥の不安に応える

Aphorism

「あの先生に質問しても、ちっともまともに答えてくれないのです」と、診療部長として患者さんから「苦情」を言われたことが何度かあります。

その医師が質問に答えた内容は、医学的にはぜんぜん間違っていませんでした。でも、患者さんは「**はぐらかされた**」と感じてしまいました。

患者さんが次々と質問をせずにはいられなかったのは、**不安**だからです。患者さんは、「不安だ」とばかり言い続けるわけにはいきませんからいろいろ質問するのですが、医師は医学的な言葉でばかり答えていました。

「検査値は正常です」

「心配のしすぎです」

「みんな、このような経過をとるものです」

「明日もう1回検査してみます」。

医師は、自分が口頭試問されているときのように医学的な正解を説明すれば、それで患者さんは安心するものだと考えてしまいがちです。もちろん、患者さんは、一つ一つの質問に医学的にきちんと答えてもらえなければ不満です。でも**医学的な答えばかりで済まされても満足できない**のです。医学的な言葉だけで患者さんの気持ちが和らぐわけではありませんから、患者さんは「話をはぐらかされた」「軽い返事しかしてもらえなかった」と感じてしまいました。

何を尋ねても医学的な言葉で次々と答えが返されるのは、小学生がヒョロヒョロのボールを投げているのにプロの野球選手が全部フルスイングで打ち返してしまうようなものです。

「言葉が全部打ち返されてしまっただけだった」→「言葉の奥の不安が無視された」→「自分という人間が無視された」というような、その医師にしてみれば「心外な」思いに患者さんは包まれます。言葉を生んでいる心に応えなければ、**不信が膨らみます**。質問に答えた後に、「ご心配なんですね」の一言が添えられれば距離は一気に縮まります。

言葉の奥の不安を見通すことはできませんが、不安があるだろうということはわかっていますよというメッセージがあるだけで、患者さんの不安は和らぎます。この**感情を受け止めて**もらえてはじめて、前を向けます。

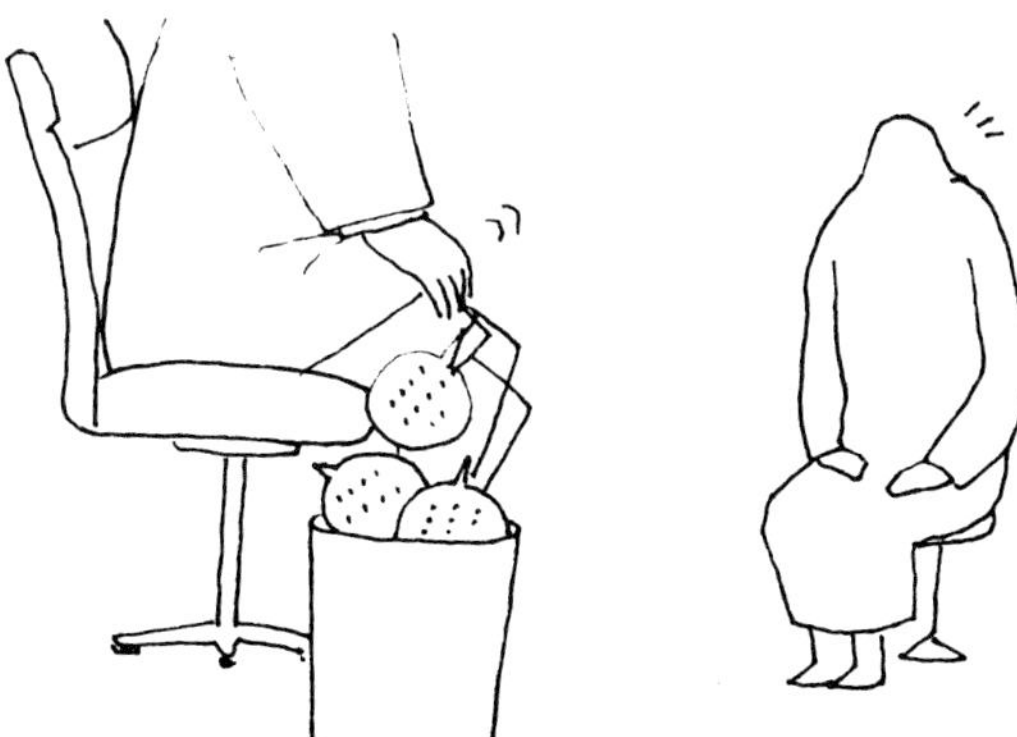

24 百聞は一見に如かず

Aphorism

「母親の病気について医師の説明を聞いたときにはわかったつもりだったが、病院を出るころにはもう何を聞いたのかわからなくなってしまった」という弁護士がいました。

言葉で勝負する仕事の人でさえ身内の病気となるとそうなのですから、普通の人ならなおさら耳からの言葉はすぐどこかへ飛んで行ってしまいます。

でも、難しい医療者の説明も、**文字や図・絵を用いる**と伝わりやすくなります。「キノウテキ」を「昨日的」と勘違いすることもありえません。どこがどのように悪いのかが絵を見るとずいぶんわかりやすくなります。

最近では、説明のための図や絵はたくさん用意されています。私が歯周炎で受診したときも、図を見せてもらってとてもよくわかりましたし、いろいろな説明用の図が用意されていることに感心しました。

病気について説明した文書もたくさん用意されていますが、「読んでおいてね」と手渡すだけでは困ります。あらためて見直してみると、読みにくい字体で書かれているもの、説明に用いられている言葉が意外に難しいもの、シロウトにはついていけない論理の飛躍のあるものなどが少なくありません。読んだら、もう異議がはさみにくいような文章の書かれているものもあります。その表現で医療者の意図が伝わるか、シロウトの目でていねいに**読み直してみると、**手を加えたくなるものも少なくありません。そのことを踏まえて、文書を手渡すときには、解説や補足が欠かせないと思います。

インターネットなどもとても役に立ちます。ただし、ホームページやブログには、誤った内容が書かれていることもありますし、書いている人の信念ばかりが前面に出てしまってあまりお勧めでないものもあります。患者さんと一緒にインターネットを見ながら、その内容について話し合うと信頼感が深まります。「インターネットなどでお調べになって、わかりにくいことや迷われることがありましたら、いつでも相談にお出でください」という言葉も添えると安心してもらえるようです。

それでも、自分で手書きした説明や図には特別の意味があります。自分で**わかりやすい図**に描けないような説明は、相手にも伝わらないものです。

Comment
コメント 頭部打撲で病院を受診した人が、CT撮影後、医師に「たぶん大丈夫だから、2日間ほど家で安静を」と言われたとのことでした。「それだけしか説明しないのか」と少し呆れて患者さんによく話を聴いてみると、その後いろいろ医師が説明してくれたらしいのですが、まったく覚えていませんでした。話し言葉の「力」は弱いのです、人を傷つける力だけは強いのですが。

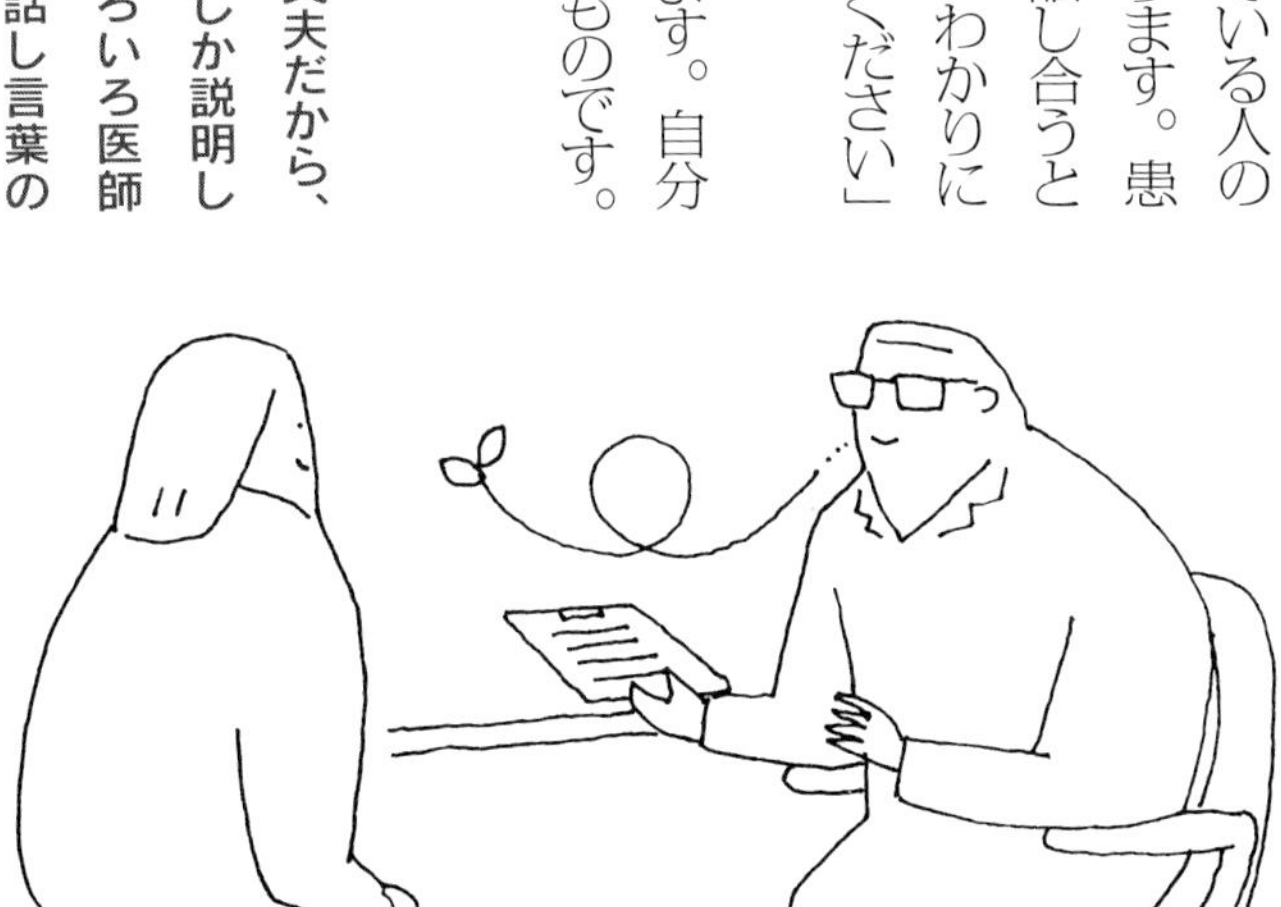

25 わかりやすい説明の要素

Aphorism

わかりやすい説明の要素として、以下のことがあげられています(1)。

何のテーマについて話しているかがわかる。説明に使われる日本語がわかる。説明のなかの論理がわかる。

そのためには、一度した説明も繰り返し「**再確認**」することが必要です。

正確さとわかりやすさとは多くの場合**相反**します。医療者は、つい医学的に正確なことを伝えようと頑張ってしまいます。わかりやすいたとえ話は、医学的知識とは多少なりともずれているものです。「CRPは火事の煙の大きさ」というのは、医学的には正しくはありません。

論理のわからない＝**筋の見えない話**に納得できる人はいません。医学の言葉は、普通の人にはわかりにくいものなので、「ここまでで、おわかりになりにくいことがないでしょうか」と話の途中で何度か確認し、「今は、全部がおわかりにならなくても大丈夫です。何度でもお話ししますので」というような言葉を添えます。

難しい病気の1回目の説明は、長い時間をかけても、病名と最後の言葉くらいしか患者さんの記憶に残らないでしょう。私は、1回目の説明は2回目以降の説明を効果的なものとするための**リハーサルのようなもの**だと割り切って考えるようにしています。

脚注→ (1)木暮太一『学校で教えてくれない「わかりやすい説明」のルール』光文社、2011（一部改変）。

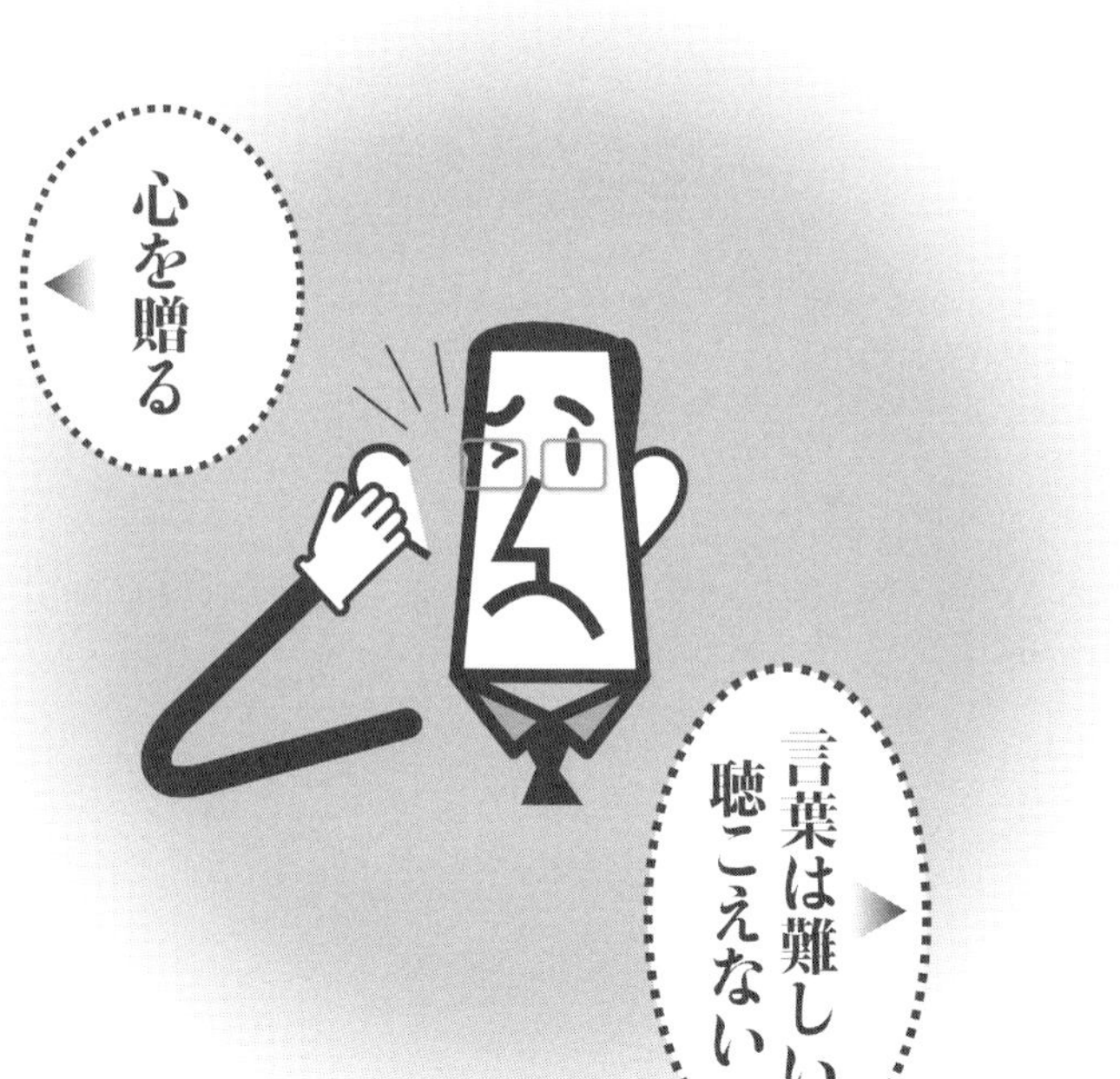
言葉は難しい
聴こえない
心を贈る

26 医療者の言葉は聞こえない

Aphorism

ここまで書いてきたことに十分配慮して説明しても、患者さんには私たちの言葉は聞こえにくいものです。

病名を聞いたとたん、病名が付くという事態そのものにショックを受けます。そして、「これからどうなるのだろう」「これからどうしよう」「どうして今までわからなかったんだろう」「あれがよくなかったのかな」「もっと早く何かできたのではないか」「自分なりに何か努力することで、よくならないかな」「早くよくなりたい」などという思いが渦巻きます。ショックを受けたうえにいろいろ考えているときに、私たちの言葉は**耳に入りません**。嵐に翻弄される船に乗っている人、地震で揺れているさなかの人には、ラジオやテレビの言葉がとぎれとぎれにしか聞こえないのと同じです。それでもいくらかの言葉は耳に入り、その断片的な言葉に思いはさらに翻弄され、ますます話が聞こえなくなります。

病名を聞いたときから、心の揺れを抑えるために「**心の防衛**」が働き出しますので、医療者の言葉はゆがめられて＝防衛に都合のよいようにしか耳に入らなくなります。人は聞きたいことしか聞かない（都合よく聞いてしまう）のです。人は必ずしも真実を知りたいのではありません。自分に都合の良い話を聴きたいのです。それで医療者の話を、自分が納得できる・自分が受け容れやすい・**自分に都合のよい**「物語」に構成し直しながら聞いています。聞きたくない言葉は、聞かないようにします。医療者の言葉が、医療者の考えているとおりに患者さんの耳には入らないのです。

何かの言葉に引っかかると、そこから先はその言葉をめぐる思いが頭の中を渦巻き、医療者の言葉は**聞こえなくなります**。

「○○という言葉を聞いて頭が真っ白になった」(○○は悪性の病気のことが多いのですが)

「病名を聞いた途端、大変だという思いで頭がいっぱいになった」

「『…の可能性があります』『もしかしたら…』『念のため…』という言葉から最悪の病気を覚悟した」

というような事態です。

医療者はほんとうのことを言っているのだろうかと疑心暗鬼になり、言葉は疑われながら聞かれることにもなります。

医療者の説明について質問しようと思うとき、医療者の勧めることを断りたいと思うとき、反論しようと思うときなど、患者さんは「言ってもよいのだろうか」「どのように言えばよいだろうか」と思い悩み、言葉を選んで、**意を決して話します**。思い悩み、言葉を探して、タイミングを見計らっているのですから、その間、医療者の言葉は耳に入っていません。思い切って医療者に言うことができたけれど、その「脱力感」から後の話も耳に入らなかったという人がいました。

医療者の言葉は**とぎれとぎれ**にしか入ってきません。自分の思いや心配にフィットする言葉だけが聞こえてきて、自分なりの病のイメージを作り上げますが、当然にも医療者の説明とは違う像を思い描くことになります。説明した後の意外な患者さんの言動を見聞きして、「そんなこと言ってない」「そんなふうに言っていない」「そんなつもりではない」と医療者は言います。きっとそのとおりなのですが、「そんなふうに」患者さんが**受け止めてしまった**のもまた事実です。患者さんはそのような状況を生きるものなのだということを覚悟して、私たちは話すしかありません。

知識――*Knowledge*

■心の防衛について

患者さんの言動は、病による心の動揺を少なくしようとする防衛反応であることが少なくありません。反動形成、合理化、抑圧、投影、否認、取り入れ、同一化といった防衛機制についての知識は、患者さんを見守るためにも、私たちの姿勢を振り返るためにも、知っておくに越したことはありません。

患者さんの「不当」な怒りが「投影」であったり、医療者の説明やアドバイスを受け入れないことが「否認」のこともあります。「反動形成」による患者さんの明るさに医療者の目が眩まされることがありますし、患者さんの希望の奥に「抑圧」が隠れていることもあります。医師のアドバイスに従順な態度が「取り入れ」「同一化」の表れかもしれませんし、「同一化」は医療者への攻撃に転化することもあります。

病気のために心細くなるのですから「依存」と「退行」は避けられませんが、つきあいの長さに応じて「過度の依存」が生まれることがあります。頼られて嬉しくなり相手の依存をどんどん受け入れていった医療者も、すべてに応えられるはずがないのでいつかは耐えられなくてその依存を拒むことになります。そうなると、「甘い顔をしていると、どんどん付け上がって」と思う医療者と「やさしそうな顔をしているくせに、いざとなったら手のひらを返したように冷たくなって」と思う患者との対立が残ります。

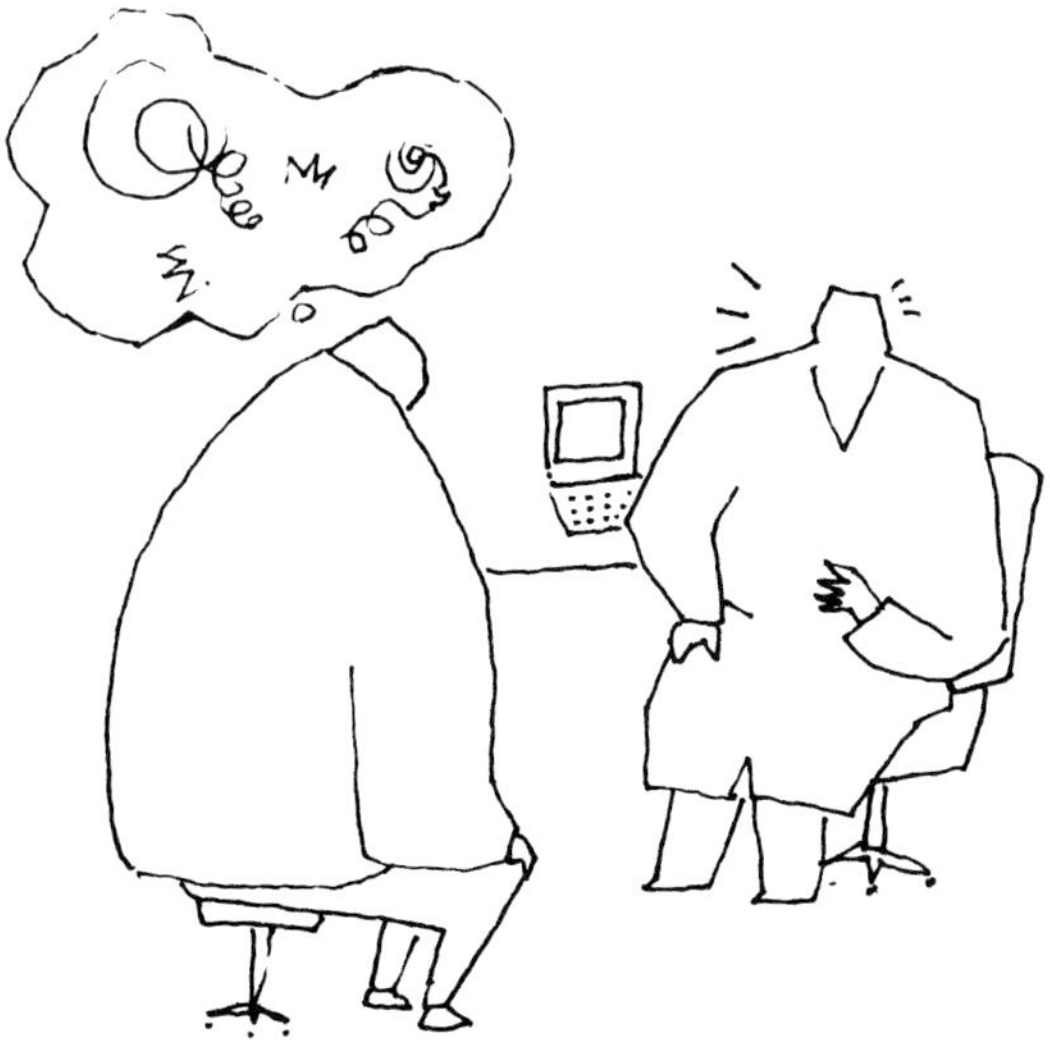

27 患者さんは我慢しています

Aphorism

医療者に悪く思われてしまったばかりに、自分に「不利益」なことがあるのは嫌ですから（その「不利益」について具体的にはわかっていませんが）、医療者に悪く思われないようにと患者さんは我慢しています。

外からはとてもそんなふうに見えない人でも、本人の意識としては**我慢の連続**です。

病気になると、患者さんは、「もっと私のことを見て」「病人としてだけ見ないで」「私を見捨てないで」「いらいらにつきあって」「私を大事に扱って」と思います。でも、こんなことを全部してもらえるはずがないと思っていますので、さりげない言葉で思いを小出しにすることはあっても、たいていは我慢しています（その思いを我慢できずに強く主張し続けて問題となる人がいます）。

患者さんは「この病院でいいのかな、この医師でよかったのかな」と病気が落ち着くまで思い続けていますが、おくびにも出しません。全快したときでさえも、「別の病院ならもっと早く治ったのではないか」とか「別の医者ならもっと傷痕がきれいだったのではないか」などと思います。

患者さんは、医療者に歩み寄って、医療者に合わせています。医療者の言葉を聞きとれないのは自分が悪いのではないかと思います。医療者の話に、できるだけ合わせようとしています。医療者の気に入りそうなことを言うようにもします。医療者の言動に不愉快なことがあっても、多少の手違いがあっても我慢して「許して」います（医療者は「説明したら、わかってくれた」

と思います)。そんな時、患者さんは医療者のことを「ともかく真面目そうな人だから」とか「一生懸命仕事しているから」と、何か良いところを見つけ出して自分を納得させようとしているものです。

「先生、私は大丈夫ですよ」「看護師さん、大変ですね」と医療者のことを気遣うようにし、何か手助けできることがあれば手を差し出してくれさえします。言いたいことはいっぱいあるのに呑み込んでいます。

患者さんが不満を言うのは、もうこれ以上は譲れないときや、我慢していることがどうしてもわかってもらえないと**堪忍袋の緒が切れたとき**かもしれないと思って受け止めると、少し事態が違って見えてきます。

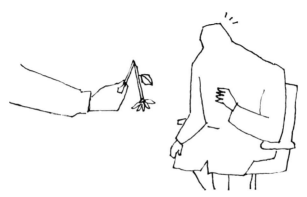

28

患者さんの世界は医療者にとって異文化

Aphorism

患者さんにとって医療の世界は異文化ですが、私たち医療者にとっても患者さんの世界は異文化です。

医療の場では、**感覚の全く違う**人間同士が会話しています。

「たった2、3日」と医療者は思いますが、患者さんにとっては「たった」ではなくて「2、3日も（長い！）」です。病院の職員にとってはほんの1週間の「短い」入院と思いますが、患者さんは短い入院だったら1泊2日だと思います。

「仕事に行くなんて非常識だ」と医療者は思いますが、患者さんにしてみれば「こんな時代に休むことのほうが、とてつもなく非常識」ということがあるかもしれません。

「30分しか待っていないのに、『まだですか』なんて」と医療者は思いますが、患者さんはもっと長く待っています。「来週また来てください」と言われた人は、もう1週間と30分待っています。しかも、患者さんは「怖いことを言われるのではないか」と不安にさいなまれ、落ち着かない1週間を過ごしています。恋人同士なら再会は楽しみですし、メールなどのやり取りをしますが、患者さんは医者にメールすることもできず、「音信不通」のままじっと待ち続けるしかないのですから。

「よくなりますよ」は、患者さんにとっては完治、医療者にとっては現状の改善ということで、話が合わないことがあります。

「とりあえず1週間薬を飲んでみてください」と言われると、「とりあえずの治療」をされるのかと患者さんは戸惑いますし、「1週間薬を飲んだら」どうなるのかを説明してもらわなければ不安です。

「何かあったら来てください」と言われても、その「何か」がわからないのがシロウトです。「何か」だけでは、あらたに感じた不調が緊急受診を要するものかどうかが判断できません。「ほおっておいたら重大なことが起きるのではないか。この症状が、あの『何か』ではないか」と思って緊急受診をすると、「こんなことで受診して」などと言われてしまいます。「何か」を「〇〇の症状」「△△の症状」というように具体的に説明しなければ、患者さんは不安になるばかりです。最後に、「そのほかにも、何か心配になったら、いつでもお出でください」(と言っておくほうが、受診されないものです)。

医療者は「みなさん我慢しています」「みなさん同じです」と言いますが、患者さんは自分が世界で最も重要な人物で、最も重要な人物にふさわしい扱いをしてほしいと思っていますから、納得できません。病院は病状以外のことで人を特別扱いはしないので、患者さんのこの思いは、当然なことに満たされません。

職員の「言葉がきつかった」「目つきが厳しかった」と言われることがあります。実際はそんなことがなくとも、病気で気弱になると医療者の「普通の話し方」「普通の目つき・表情」がきつく感じられることがあるのです。自分が小さく見えてしまった人には、白衣の人は「偉そう」に見えてしまいますし、普通の言葉・普通の表情でさえ「偉そう」な物言い・表情に感じられてしまいます。医療者には不本意なことでしょうが、私たちの関係はそのようなものであるということを心にとどめていねいにおつきあいしていくしかありません。

コメント ちなみに「来週また来てください」はお勧めの言葉ではありません。「来週もう一度拝見したいのですが、○曜日のご都合はいかがでしょうか」というように相手の都合を確認することはだいじです。

コメント 医師は患者さんに安心してもらおうと説明します。

「○○さん、大丈夫ですよ。珍しい病気ではありません。500人に1人くらいのありふれた病気です。手術すればちゃんと治ります。この手術は、私たちのする手術の中では最も簡単なものの一つです。入院も短くて済みますし、痛みも少なくて良かったって、みなさん言っています。インターネットものぞいてみて、ご家族で話し合ってみてください」

でも、患者さんは不安になるばかりです。珍しくなくとも、病気になったことが悔しくて簡単に受け入れられません。「どうして499人に入らなかったのか」「どうして自分が当たってしまったのか」と思います。手術をしなければならないというだけで不安ですし、嫌です。どんなにうまくいっても傷痕は残るのですから「ちゃんと」元通りにはなるわけではありません。もちろん、手術には失敗もありうるし合併症だってありえます。「もっとも簡単な手術」ということは、入院しても大切に扱ってもらえないかもしれません。入院するためには、あれこれ手配しなければならず、短いから楽だということにはなりません。「痛いんだ」と考えるだけで落ち込みますし、どんな痛みか想像つきません。「少ない」ってほんとうかな?「みなさん」と言われても、自分が「みなさん」と同じという保証はありません。インターネットには怖いことが書いてありますし、家族でどんなふうに話し合えばよいのかが分かりません。

医師は最悪の事態からの距離で事態を説明し、患者さんは無病息災からの距離に立ち竦みます。

「医者はそう思いますが、患者さんとしては…といったことが心配ですよね」『どうして自分が…』と思われますよね」といった言葉を添えると、少し事態は変わるかもしれません。

29 何気ない言葉が「上から目線」

Aphorism

医療者が何気なく話している言葉が、上からの言葉であることが少なくありません。

患者さんは、そのことを感じて多少なりとも不快になっているはずですが、黙っておられます。小さな不快感も、積もれば山のような不快感になります。

■「してください」

医療者は依頼の言葉だと思いますが、患者さんは「命令」と感じます。「ください」でよいこともたくさんありますが、「していただけませんか」「お願いいたします」という言い方をするほうがよい場合もたくさんあります。

「ください」という言葉を使う場合でも、「出してください」ではなく「お出しください」、「待ってください」ではなく「お待ちください」、「来てください」ではなくて「お出でください」です。

■「きまりですから」「だめです」

身も蓋もありませんし、この医療者は、患者さんのために何の工夫も努力もしないと宣言しています。

■「うん」「うん、うん」「はあ」「ほお」「あ、そう」「はい、はい」

このような返事は、目上の人に対しては絶対にしません。「失礼な返事だ」と投書してこられた方がいました。

■「熱（下痢……）は?」「どう?」

ぞんざいな言葉遣いです。「熱（下痢……）はありませんか」「いかがですか?（「どうですか?」ではありません）」と言うべきです。

■「…ね」

「親しさ」の表現として使われがちな言葉ですが、言い方によっては「馴れ馴れしい」と感じられてしまうことがあります。「馴れ馴れしくて不快だった」という投書をいただいたことがあります。「…して下さいね!」のような「押しつけがましい」使い方は論外です。

■「すみません」「ごめんなさい」

どんなときもこの言葉で済ませる人がいますが、この言葉も上の人の謝罪の言葉です。道を譲ってもらったときなどは「すみません」でよいと思いますが、「申し訳ありません」「失礼いたしました」というような言葉で謝らなければならない場合があります。

■「…してあげる（指導的な言葉）」

病気のことを「話してあげる」「教えてあげる」という指導的な雰囲気の言葉にも傷つく人はいます。私たちは誰もが子どものときから、親や教師からそうした雰囲気の言葉を投げかけられつづけ、不愉快な思いをしてきています。

■「…させる」

患者さんのことについて「入院させる」「受診させる」「話させる」「理解させる」のように、「させる」という言葉を用いる人が少なくありません（患者さんの面前で言う人さえいます）。「させる」は使役の言葉ですから、当然上からの言葉です。自分のことについて「させる」と言われるのを耳にすれば、たいていの人は不快になります。そのことに気づかず使っている医療者の目の位置は、高くなるばかりです。**私たちが「させる」という言葉を使わなくなるだけで、日本の医療は変わると思います。**

「何気ない」ということは悪意がないということと同じではありません。何気ない言葉のなかに、心根が表れます。そして、何気なく言葉を発することができるのは「力が強い」「上位」の人だけです。職員は病院長に話すとき言葉を選びますし、社員は社長に話すとき言葉を選びます。患者さんも、医療者に気を遣い言葉を選んでいます。「何気ない言葉で患者が怒ってしまった」という話を聞きますが、患者さんは言葉そのものより、そんな言葉を**「何気なく」使えてしまう医療者の立ち位置**に怒っていたのかもしれません。

コメント 言い方を少し変えるだけで、立ち位置が変わります。

・「どうしました」→「どうなさいました」
・「どうですか」→「いかがですか」
・「診察券がない方は…」→「診察券をお持ちでない方は…」
・「これは要りません」→「こちらは結構です」
・「ここで会計できます」→「こちらでお会計いただけます」

・「これでよろしいですかね」→「これでよろしいでしょうか」
・「来てほしいのですが」→「お出でいただきたいのですが」
・「…について聞きたいという話でしたが」→「…についてお聞きになりたいというお話でしたが」
・「呼ばれますから」→「お呼びいたしますので」
・「申し出てください」→「お知らせください」「お申し付けください」
・「いまふう」の言葉もよくありません
「僕的には」→「私としましては」
「…になります」「…の方は」「…じゃないですか」「て言うか」

コメント

しばしば無意識に、会話を断ち切る言葉が使われています。

医療者からきっぱりと「わかりました」と言われると、患者さんはもうそれ以上は言葉が継げなくなります。言っているほうは共感的な言葉として使っているのかもしれませんが、「もうここまでのあなたの話はよくわかったから、これ以上話さなくていいですよ」というニュアンスがどうしても入ります。

「じゃあ、いいですよ」「ＯＫです」という人もいます。「いいです」「ＯＫ」という言葉は評価的なものですから、言葉自体が上からのものです。

「はい、おだいじに」「おしまいです」も、「強制終了」の言葉です。大きな声できっぱりと言われると、その言い方には「一丁上がり」という雰囲気がにじみ出ます。それは「ハイハイ、今日はおしまいね」という関係打ち切りの言葉です。そこには患者さんのことが心配で仕方ないけれど、「一応今日は、ここで一段落にしましょう」、「困ったら、いつでも来てくださいね」という「名残りを惜しむ」雰囲気はありません。「一丁上がり」の言葉に、患者さんは自分が一丁でしかないことを感じて寂しくなります。

「おだいじに」「では、また来週」のような別れのあいさつは、必ず患者さんの顔を見て言います。「おだいじに」の声に振り返ったら、医師がコンピュータの画面に向かっているのを見たら、患者さんはがっかりします。振り返らない患者さんも、医師の声が自分のほうに向かっているのか画面のほうに向かっているのかは背中で聞き分けています。

コメント 医療者の価値観が何気なく出てしまうことがあります。これもある種の「上から目線」かもしれません。言葉に過敏になる必要はありませんが、自分がどのような価値観で生きているかを自覚しておくことには意味があります。

・「女性（女の子）らしく」「男性（男の子）なんだから……」「男のくせに」（性差別です）
・（うまく口をあけられた子どもに）「良い子だね」（人格評価的な言葉よりも、個別の事柄について誉める「よくできました」のほうがいいと思います）
・「お気の毒ですが（残念ですが）、ダウン症です」（障害者差別につながります）
・「会社（学校）に行けていないんだ」（落伍者と非難していると受け取られることがあります）
・（外国籍の人に）「日本は住みにくいでしょう」（民族差別と受け取られることがあります）

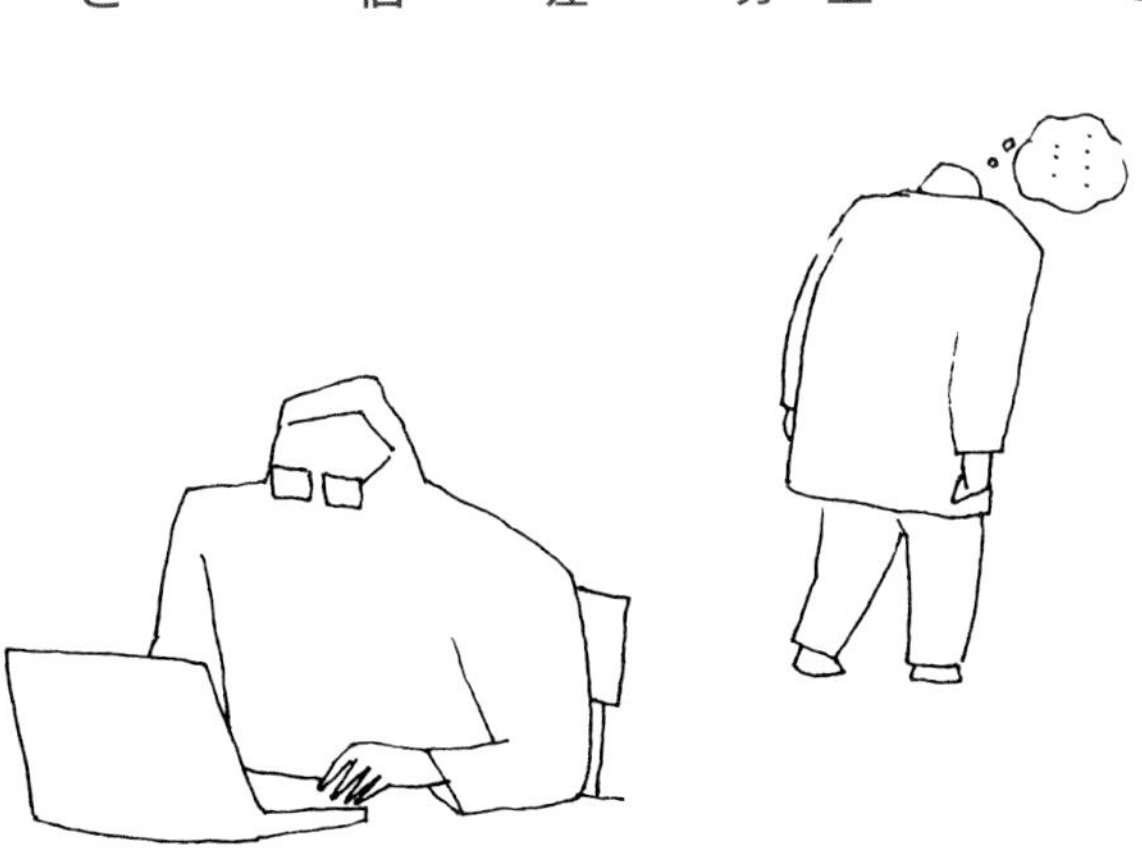

30 言葉の表情

Aphorism

「ちゃんと説明したのに」という言葉は、コミュニケーションがうまくいかなかった場面でしばしば聞かれます。

この「ちゃんと」は、説明した言葉を文章にしたときのことです。言葉の意味が正確に理解されても、それでも、言葉が通じていないことがあります。

人は誰でも、言葉を文字としてだけ聞いているわけではありません。話したことを文字に書いてみると何の問題がなくとも、話される雰囲気が不愉快だということは少なくありません。**言葉に温もりがなければ**不愉快なだけですし、そんなときには言葉は相手の人に届きません。

「私と結婚してください」と言われた人は、その言葉が本気のものかどうかを相手のそのときの態度から読み取ります。言語より**非言語のほうが判断にはずっと大きな役割を果たします。**

非言語レベルには、準言語と非言語があります。

準言語には、声の大きさ、声の調子（高い・低いなど）、話し方（ぼそぼそ・はきはきなど）、言葉の早さ、笑い声・笑い方、間の取り方などがあります。

非言語はボディ・ランゲージと言われるものですが、話すときの視線・表情・姿勢、相手との目の高さ、相手との距離・角度などがあります。

こういったものが合わさって、受け取り手は、温かさ／冷たさ、親しさ／よそよそしさを感じ取ります。求婚には求婚に相応しい話し方、姿勢・距離があります。話し方に、温かさや親しさを感じられなければ、本気の求婚だとは思ってもらえません。

病気の説明でも同じことです。患者さんのことが心配でたまらない、何とか力になりたいと思えば、自然に非言語レベルでの態度ににじみ出ます。

こうしたものがまとまって**「言葉の表情」**をつくります(1)。患者さんは、私たちの「言葉の表情」から私たちの心を感じ取ります。そこで、「冷たいな」「嫌だな」「心からの言葉ではないな」(2)と感じられてしまうと、どんなに正しいことを話しても聞いてもらえなくなります。言葉は宙に消えていきますが、その雰囲気は心に残り続けます。**雰囲気が温かく感じられてはじめて、言葉は意味をもちます**。

自分の「言葉の表情」に少し気をつけてみると、情報の伝わり方は違ってきます。

脚注↓ (1)「コミュニケーションにおいて、メッセージの『解釈の仕方』は、語詞レベルではなく、非言語的なレベルにおいて受信者される側に『察知してもらう』ほかない…。表層的な語詞レベルのメッセージでは、言葉は無限の誤解の可能性に開かれている」「『暖かい波動』や『やさしい波動』が身体的なレベルではっきりと受信されていれば、言語的メッセージが解釈次第では聴き手を傷つけるコンテンツを含んでいても、受信者はそのような解釈を採用しない」「人間のコミュニケーション感度はその人が『語る声』を聴くだけでかなり近似的に判定することができる。どれほど正しく、堂々たる知見であっても、聴き手を『排除する』種類の発声法というものがある。聴き手に同意のうなずきか沈黙以外のどのようなリアクションも許さないような排他性を帯びた語り口というものがある」（3文とも、内田 樹『態度が悪くてすみません―内なる「他者」との出会い』角川書店、２００６）。／(2)頭でまとめた理屈をうまく話すだけの「首から上の言葉」と、どうしても伝えたい・わかってほしいという願いを込めた「心（腹）からの言葉」があります。どちらの言葉なのかを患者さんは絶対に感じ取ります。

31 患者さんは孤独で、不安で、悔しい

Aphorism

重い病気の患者さんの心は、病むという人生の大事件のなかにあってもう大混乱です。

医療者の説明など耳に入るはずがありません。ただ、その人にとっての病気の「重さ」は、医療者の考える「重さ」と同じではありません。私たちの目から見ればたいしたことではなくとも、その人にとっては深刻な「怖い」事態のことが少なくありません。就職試験の前なら、ただの風邪も限りなく深刻な問題になります。

病むことによる肉体的苦痛だけでなく、不安、心細さ、そして悔しさが患者さんの心を不安定にします。初めて出会う医療者への恐れも不安を大きくします。説明を聞けば、さらに新たな不安が出てきます。頭は混乱し、怒り、否認、悲嘆などのさまざまな心の防衛機制が立ち上がり、それも言葉を聞こえなくしてしまいますし、自分の言葉を心からずらしてしまいます。病むということは、防衛せずにはいられない事態だからです。

病気の人は不安です。疾患の軽重にかかわらず「死の影」が迫ります。これからの生活の予測がつかないことも不安です。

病気の人は**悔しい思い**でいっぱいです。

自分はこの地球上で**最も重要な人物**MVPなのに、それにふさわしい扱いを受けられないことが悔しい。MVPなのに、たくさんの患者のワンオブゼムとして扱われることが不愉快です。

病気になって人生が挫折することが悔しい。どんなときであっても、どんな病気であっても、人生設計を大なり小なり書き直さなければならないのですから、それは「挫折」です。

自分の身体に何が起きているのかわからないことが悔しいし、それなのに目の前の白衣の人にはわかっているらしいことが悔しい。白衣の専門家は、それだけで怖い存在です。

医療者に「頼りたい」「すがりつきたい」のはもちろんだけれど、そう感じてしまうことがまた悔しい。いろいろな人に頭を下げてお願いしなければならないことも悔しい。自分よりずっと年下の人に頭を下げなければなりません。

医療者の説明はいつも上から目線で不愉快です。それなのに、ついお礼の言葉が口をついて出てしまうことが悔しい。

自分の人生が、自分では決められなくなったことが悔しい。

知らない人の前で裸になったり、口を大きくあけたり、恥ずかしいことに耐えなければなりません。

医者に尋ねたいことも尋ねられない、言いたいことも言えないのは、医者がちゃんと応えてくれないせいもあるけれど、医者の言葉が怖くて尋ねられないということもあります（医者は「無神経」な言葉を言いかねませんから）。

病気になることは悔しいことだらけ。病気になったという事態のすべてが無念で悔しい。患者さんの気持ちは、「箸が転がっても悔しい」というような状態です。見るもの聞くものすべてにイライラしてしまいます。

きれいに飾り立てた病院を見ると「自分がこんなに具合悪いのにチャラチャラして」と思いますが、殺風景な病院を見ると「もう少し温もりのある内装にできないのか」と思います。職員がニコッとすると「人が具合悪いのにニヤニヤするな」と思いますし、笑顔がなければ「具合が悪いのだから、愛想よくしろ」と思います。公園で遊んでいる親子を見ても、幸せそうなその姿に腹が立ちます。もう、医療者がどう対応すればよいかというレベルの事態ではありません。何を見ても否定的にしか見えなくなり、腹が立ちます。ヤツアタリせずには生きられません（患者さんのそばにいる人は、いちばんヤツアタリされています）。言うことは「わがまま」「理不尽」「意味不明」「気まぐれ」なことばかりです。病むことの不快感と病への恐怖から、当人だけでなく**周囲の人みんなの心と生活が揺れ動きます**。

「病気をしていい経験になった」「人生を考え直すことができた」「よい医療者に会えてよかった」などと言う人がいます。そのとおりに思っているのでしょうが、同時に、それは時間を経て自分を納得（諦め）させるために後付けされた理屈です（合理化）。こんなふうに自分に思い込まさなければならないこと自体が悔しい。

そのような人の耳に私たちの言葉は入りにくく、私たちの話を整理して受け止めることはもっと難しくなっています。

「不安」「悔しさ」の蒸気が立ち込めているところでは、医療者の**ちょっとした言葉や態度で爆発が起きます**。医療者は「どうしてこんな程度のことで?・」と思いますが、実際にはガソリンスタンドにマッチの燃えカスを投げ込んでいるようなものです。どんなに注意しても「爆発」は避けられませんが、お互いの爆発の被害が最小限で済むようにすることは可能です。それは、どんなときも誰に対してもきちんとつきあいを重ねていくコミュニケーションにかかっています。患者さんの不安や悔しさを和らげることができるのは信頼関係だけです。

コメント

病気になると、人はだれでも誰かを責めたくなります。「他人を攻撃せずにはいられない人」（片田珠美、PHP研究所、2013）には、誰もがなりうるのです。私たちが驚くべきは、その思いを一気に噴出させてしまう人のことではなくその思いを抑え続ける人がたくさんいることの方です。

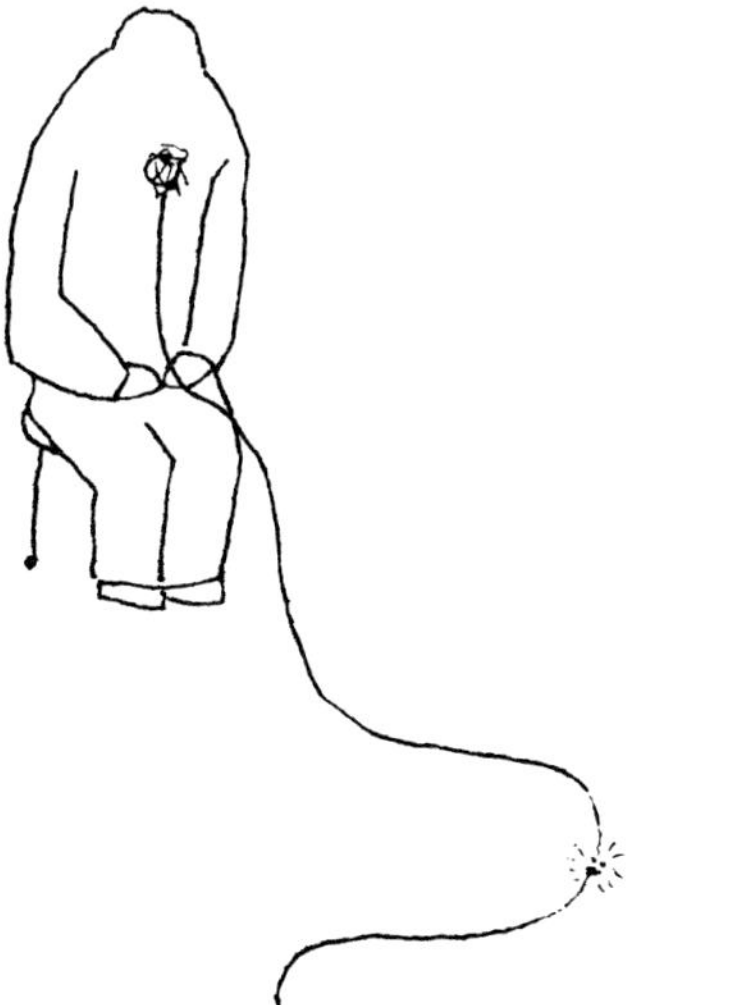

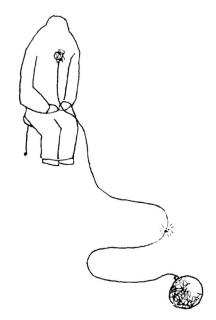

32 患者さんは待っている

Aphorism

病気になることは悔しくて、白衣の人間は何かうさん臭く感じます。

でも、白衣の人に頼りたいし、よい関係をつくりたいと患者さんは思います。患者さんは「よい医療者」との出会いを待っています。

しばしば、患者さんの医療（者）に対する「過剰な期待」が問題として語られますが、多くの患者さんは過剰に期待してはいません。医療者が忙しいことを知っていますし、みんなに手厚くケアをできるほどにはスタッフが十分にいないことも知っています。他人に自分の気持ちが通じるとも思っていませんし、相手が若ければなおさら難しいと覚悟しています。人生は孤独だということは、これまでの人生で身にしみて知っています。

それでも患者さんは医療者に期待して待っています。患者さんが待っているのは、医療者の**温かい言葉や態度**です。患者さんは祈るような気持ちで待ち続けていますから、少しでもそのことを感じられれば嬉しくなります。人は自分の選択や巡り会わせを「よかったこと」と考えるようにしたいのですから、しばしば「過剰に」好意的に受け取ってくれています。そのために、医療者の「言葉の表情の温かさ」や「手のていねいさ」を受け止めるレセプターをたくさんもっています。少しでも温かさを感じられれば嬉しくなるようになっていますから、それだけで「よい医療者に出会えた」と思ってくれます。もっとも、「温かさ」が多すぎるとレセプターが足らなくなり、かえって傷つくこともあります（たくさんの医療者が患者さんを優しく包み込もうと接していくと、患者さんは疲れてしまいます）。同時に、「温かさ」を受け止めるレセプターは、「ささやかな」冷たさにも敏感に反応してしまいます。

温かさを感じると嬉しくなって、患者さんは自分の思いを話し出します（多くの人は少しずつ小出しに）。その言葉のすべてを受け止めることは難しいのですが、自分が気になった言葉のところで立ち止まり、その言葉を**しっかりと受け止めれば**、患者さんはさらに「よい人に出会った」と感じます[1]。

「温かさ」という言葉は抽象的ですが、**「ていねいさ」**と言い換えることができると思います。ていねいな言葉、ていねいな処置、ていねいな診断、ていねいな話し合い、です。**「自分の一番親しい、大切な人」にならば提供するに違いない「ていねいさ」**だと言うほうがわかりやすいでしょうか。

脚注↓ (1) この「気になった言葉」は、精神科診療について神田橋條治が言う「重要な言葉」に通じるものがあります。神田橋は、その言葉として「一つでも重い言葉」「何度も出てくる言葉」「四つの漢字で作られている言葉、カタカナ言葉」を挙げていますが、そのようなものに限らず、「あれ、どうしてそんなことを言うのかな」「何か言いたいことが隠れていそうだな」というように自分が気になった言葉に、立ち止まることに意味があると思います。「患者さんの思い」を考えてみると同時に、「自分がなぜ気になったのか」に思いを巡らせてみると、患者さんと自分とに共通する感覚が見えてくるかもしれません。（神田橋條治著、林　道彦・かしまえりこ編『神田橋條治精神科講義』創元社、２０１２）

33 言葉が跳ね返されるとき

Aphorism

ていねいにお話ししても、
言葉が跳ね返されていると感じるときがあります。

そのようなとき、どこかで患者さんのレセプターが医療者の**冷たさに反応**してしまっているのかもしれません。

冷たさは、難しい言葉のいっぱい入っている説明をされることでも感じます。

医療者の態度や姿勢が自分の期待したものと違えば、それだけでも冷たさを感じます。

上から目線の言動には傷つきます。「医療者は正しい」という姿勢からの「相手に教えてやろう」、「相手の間違いを正してやろう」という雰囲気は不愉快です。

患者の辛さ、悲しさを感じてもらえないことは、冷たさ以外の何物でもありません。

何よりも患者の言うことに、じっくり耳を傾けてもらえないと、その医療者に失望するしかありません。

こうしたことによって、患者さんの**プライド**が傷ついてしまうと、そこから先、医療者の言葉は跳ね返されてしまいます。

患者さんの話を聴くことは、
患者さんのプライド（人間としての誇り）を守ります。

私たちが、その患者さんの味方であることが伝わります。
患者さんの心の揺れが抑えられます。
私たちには、その患者さんが大切にしていることがわかります。

コメント このことは、医療者間の関係にもそのままあてはまります。藤田保健衛生大学総合救急内科教授であった山中克郎氏は「医者になると辛いことがたくさんあるだろう。怒りたいときもあるかもしれない。でも絶対に怒ってはいけない。このことさえ守れば君たちはよい医者になれる」という医学部長が卒業式で言った訓示を忘れずに生きてきたそうです。

コメント ホテル、デパート、飛行機、ディズニーランドなどのサービスから学ぶことはたくさんあります。でも、そこは「ニコニコして来た人の笑顔を、満面の笑みにするところ」であるのに対して、病院は「つらい顔をしてきた人を、明るい顔にするところ」です。本質は変わらないのですが、形は違うところも少なくありません。「つらい顔を明るい顔にする」ことのほうが、きっと取り組みやすいはずだと思います。

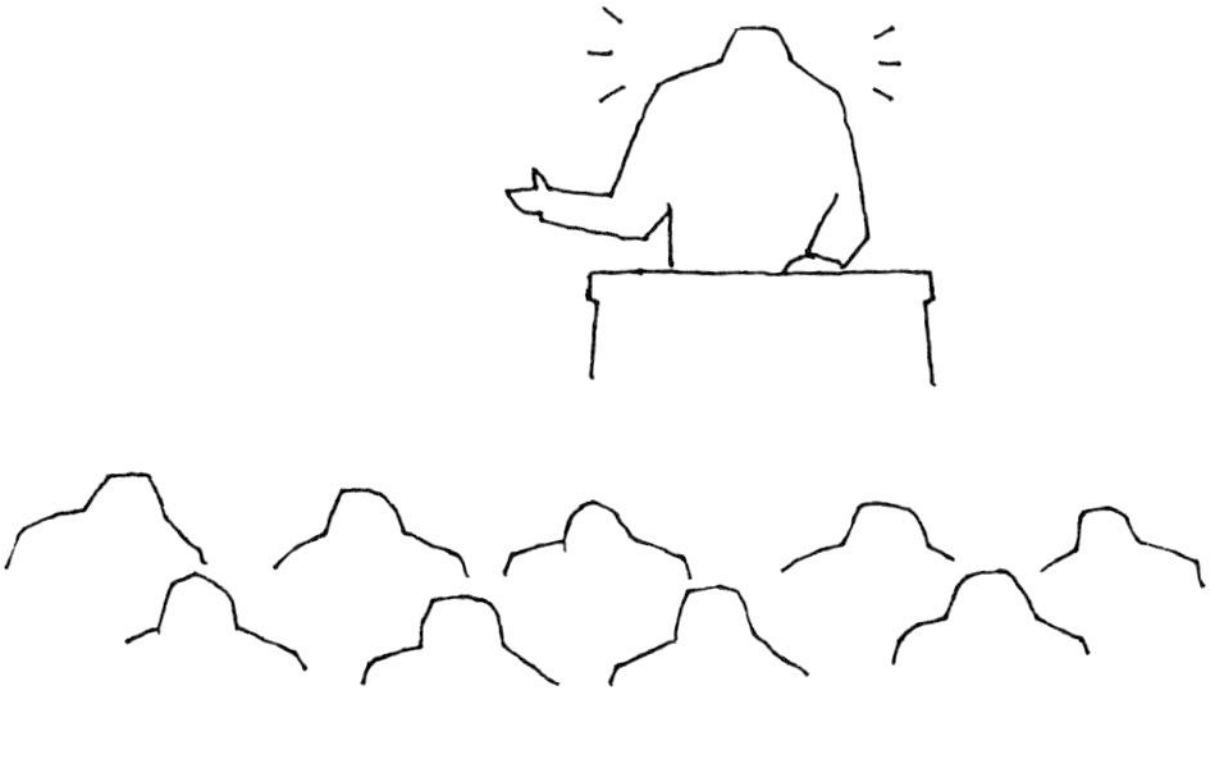

34 患者理解ができなくとも

Aphorism

「（医療者が）私の気持ちをわかってくれない」と患者さんはしばしば言います。

「患者さんを理解する」という言葉が、特に看護の世界ではよく聞かれます。ケアをしていると、相手の気持ちが理解できていないと思うと不安になりますし、不適切なケアをしているのではないかとも思い悩みます。

でも、一人の人の人生は**一冊の分厚い書物**のようなものであり、医療者が読み通せるものではありません[1]。ましてや、「病む」というのは最も個人的な出来事ですから、他人の理解は拒まれています。人の心は他人の理解を絶したところにあるのではないでしょうか[2][3]。

患者さんにとって、病名が付くことは「上がり」ではなく「振り出し」です。病名が付くことで、人は患者としての人生を生きるしかなくなります。その途端、人生が一瞬で場面転換します。患者から見える世界も、時間も、思いも、希望も、自分の生きるポジションも、すべてが変わります。患者さんは、その病名にまつわるもろもろの思い、これからの人生が見えないという根源的な不安に包まれます。その思いは医学の教科書には書いてありませんし、一人ひとりの思いは違うので、たとえ「病者心理」「病者行動」などの知識があっても、当の患者さんの見ている世界は私たちの知識と想像を超えています。

怖い病名を告げることも人の生き死に接することも日常であり、その日常が持続する医療者と突然非日常に投げ込まれた患者さんとの間には**深い溝**が開いていますが、医療者に求められるのは、その溝を飛び越えることでも、溝を埋めることでもありません。溝があるからこそ患者さんのことを客観的に見ることができて、医療者の仕事ができているとも言えます。でも、溝があることに気づかなければ、落ちてしまいます。非日常の事態を生きている患者さんの思いをそのままわかって「共有」しようとしたら、その医療者の人格は容量超過で破綻してしまいます。患者さんのことが「わかってしまう」ことが大切なことではありません。「わかった」と思うときがあれば、そのときには何か大切なことが見えなくなっているはずです。わからないからこそ、そばに居続け、話を聴き、これからどうすればよいかを**一緒に考えていこうとする姿勢**をもつことが大切なのです。医療者にその姿勢が感じられさえすれば、患者さんは「この人はわかってくれている」と思うのではないでしょうか。

ほんの一言、ほんの一つの処置で（それが患者さんのレセプターに受け止められて）「いい人だ」と感じてもらえることもあれば、医療者にとっては「何気ない」言葉や「普通の」処置なのに患者さんが怒り出すこともあります。もう少しだけ心を配って言葉を選べば、もう少しだけ言い回しを気遣えば、患者さんが混乱しなくて済むのにと思わされることが少なくありません。医療者の語彙が少ないということもあるかもしれません。忙しすぎるのかもしれません。でも、医療系の学校に入ったころ、医療現場に出たころ、誰もがこの世界への違和感に包まれていたはずです。それを忘れなければ、言葉や言い回しは**柔らかいもの**になるはずです。

脚注↓ (1)私たちは、その分厚い本の目次程度しか読めません。それだけしか読んでいないのに、「この本はもう捨ててもよさそう」などと言っているのです。／(2)「他者の理解においては、同じ想いになることではなく、じぶんにはとても了解しがたいその想いを、否定するのではなくそれでも了解しようと想うこと、つまり分かろうとする姿勢が大事だということである。そして相手には、そのなんとかわかろうとしていることこそが伝わるのだ。つまり、言葉を受け取ってくれたという感触のほうが、主張を受け入れてくれることよりも意味が大きいのである」（鷲田清一『噛みきれない想い』角川学芸出版、２００９）／(3)「他者の現在を思いやること、それは分からないから思いやるんであって、理解できるから思いやるのではない」鷲田清一『「聴く」ことの力—臨床哲学試論』ＴＢＳブリタニカ、１９９９）

コメント 若く成長期にある医療者は、学ぶべきこと・身につけるべきことがいっぱいあります。知識や技術が急速に増える時期を生きています。そのペースは年とともにゆっくりになりますが、人生の経験は年をとるほど豊かになります。若いときにはいくら頑張っても（それまでいろいろ苦労していたとしても）ゆっくりしか「人生の知」は身につきません。知識が増えるペースに、人生を知るペースは追いつかないどころか、距離は開くばかりです。知識が増えるペースとは自分がだんだん大きく見える過程であり、人生を知るペースとは自分がだんだん小さく見える過程です。これで、「患者の気持ちをわかれ」「上から患者を見るな」と言うのは、多くの場合「ないものねだり」です。

「おばあちゃんはもう67歳なんだから。四捨五入したら100歳だ」（連続テレビ小説「あまちゃん」140話）と、若い人が感じてしまうのは仕方ないことです。若い人と齢を重ねた人とが「わかりあう」ことは無理なのです。60歳を超えてみると、その年にならなければわからないことがあることを知ります。60歳を超えても、80歳のことはわかりませんし、40歳で病にたおれた人の人生は60歳の人には永遠にわかりません。重い病気になってはじめて、少し患者の気持ちがわかるようになることがありますが、もうそのときにはその新しい知を生かす時間がわずかです。だからこそ「わかりあえない」ということを自覚して、「患者さんの人生（病）」と「人の身体（病気）」への謙虚さを持ち続けることが欠かせないのです。

コメント

初診のときには軽い病気だと判断した症状が、重い病気の始まりだったということがあります。そんなときに「この程度は大丈夫ですよ」「心配のしすぎです」などと軽くあしらってしまうと、あとで見落としだと責められることになります。医者は後出しじゃんけんで責められているかのように感じますが、患者さんは「診断の遅れ」だけを責めているのではなく、その「不安」が軽くあしらわれたことを責めています。「重い病気は考えにくいけれど、簡単には否定しないで気をつけて経過をみよう」と謙虚に病気のことを考えていれば、説明はていねいになり、患者さんに謙虚に接するはずです。自分への謙虚さが感じられなかった患者さんは、「そのような医者はきっと病気に対しても謙虚でない（慎重に診ていない）」と思います。「謙虚に病気を見ないから、見落とすのだ。その傲慢さは自分たちに対する態度からうかがえる」と思います。

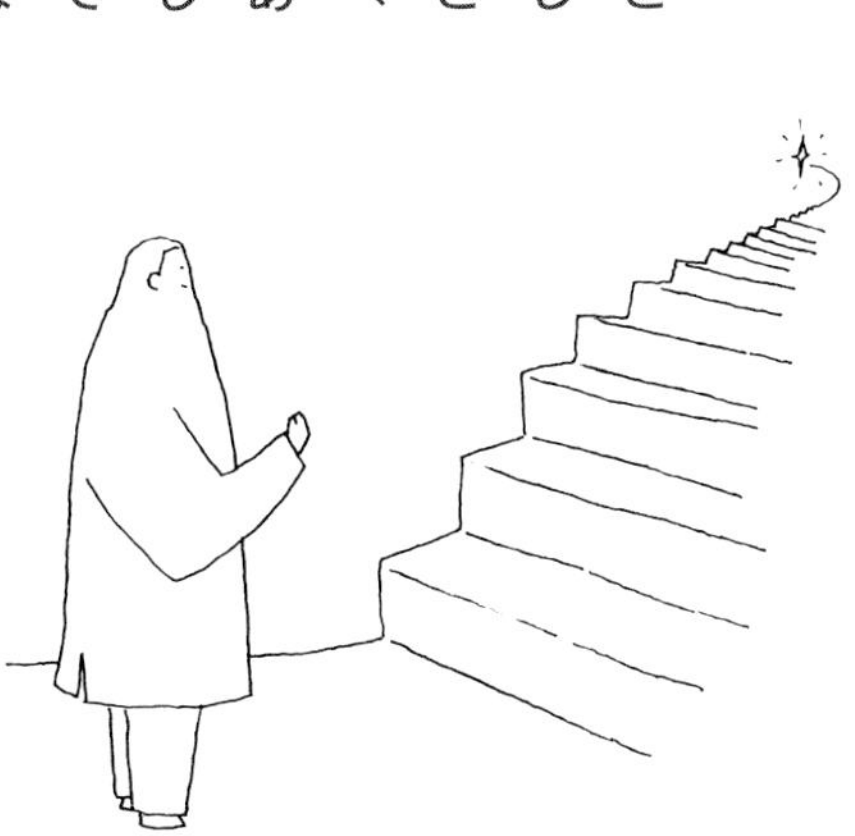

35 医療者の言葉や態度で

Aphorism

患者さんは私たち医療者の言葉や態度で不安にもなりますし、安心もします。

言葉の力は大きいのです。だからと言って、嘘をついてでも慰めればよいということではありません。「一緒にがんばりましょう」「そばにいますよ」という姿勢からの言葉に温かさを感じられれば、患者さんはホッとします。ホッとして心が落ち着くと、自分の苦しみや悩みと向き合うエネルギーや余裕が生まれます。

患者さんの周囲には、医療者の視界に入らない多くの人がおり、患者さんに降りかかった事態を**ハラハラしながら**見つめています。患者さんの嵐に巻き込まれてイライラしている人もいっぱいいます。患者さんが不安になれば周囲の人たちの心の嵐は大きくなりますし、周囲の人の心の揺れがさらに患者さんの心を揺らします。その余波が医療者にかかりますが、もともと医療者が嵐を大きくしていることが少なくありません。心が揺れている人は、患者さんを支えることもできません。**患者さんが落ち着けば周囲の人たちの心の揺れも収まります。**

もちろん、技術＝「手あて」の「**手**」が粗雑では、心は落ち着きません。医学知識や技術は、態度に劣らず患者さんと医療者をつなぐ重要な回路です。技術の下手な医療者、尋ねたことにきちんと医学的な説明をしてくれない医療者は信頼されません（即答できなくとも、調べて説明してくれれば十分です）。技術が向上しないこと、知識を適切に伝えてくれないということ自体、患者さんに向かう心の不足を疑わせるからです。ていねいな「手」は直接的に患者さんを気遣う心の表れですから、それだけで大きな信頼が生まれます。

技術と心、知識と心は相関します。患者さんへの親身な思い＝見守る心が、少しでも苦痛を減らそうとして技術の腕を磨き、少しでも早く元気になってもらおうと知識を深め、態度を洗練します。その知識が深まったところで、患者さんのことを広くていねいにみられるようになり、さらに患者さんへの思いが深まり、技術は磨かれます。

患者さんは医療者の言動のすべてにアンテナを研ぎ澄ませて、医療者がどのような人かを**見極めよう**としています。処置を行うときの「手」に患者さんは医療者の人柄を見ています。患者さんが医療者のていねいな手つきに温かさを感じたとき、患者さんの言葉や身体の構えが変わり、急に私たちが親しくなったように感じることは少なくありません。そのとき、患者さんは、医療者の「手」を通して、医療者の心のどこかに触れ合っているはずです。傷口の消毒、口腔内の処置、下の世話、更衣、歩行介助、食事介助、清拭、痛いところをさすってもらう。そんなとき、患者さんは、ケアしてもらう手の温かさを通してありがたさを感じ、同時に恥ずかしさ・悔しさ・ふがいなさといった複雑な思いに捉われます。このはざまで、ふ

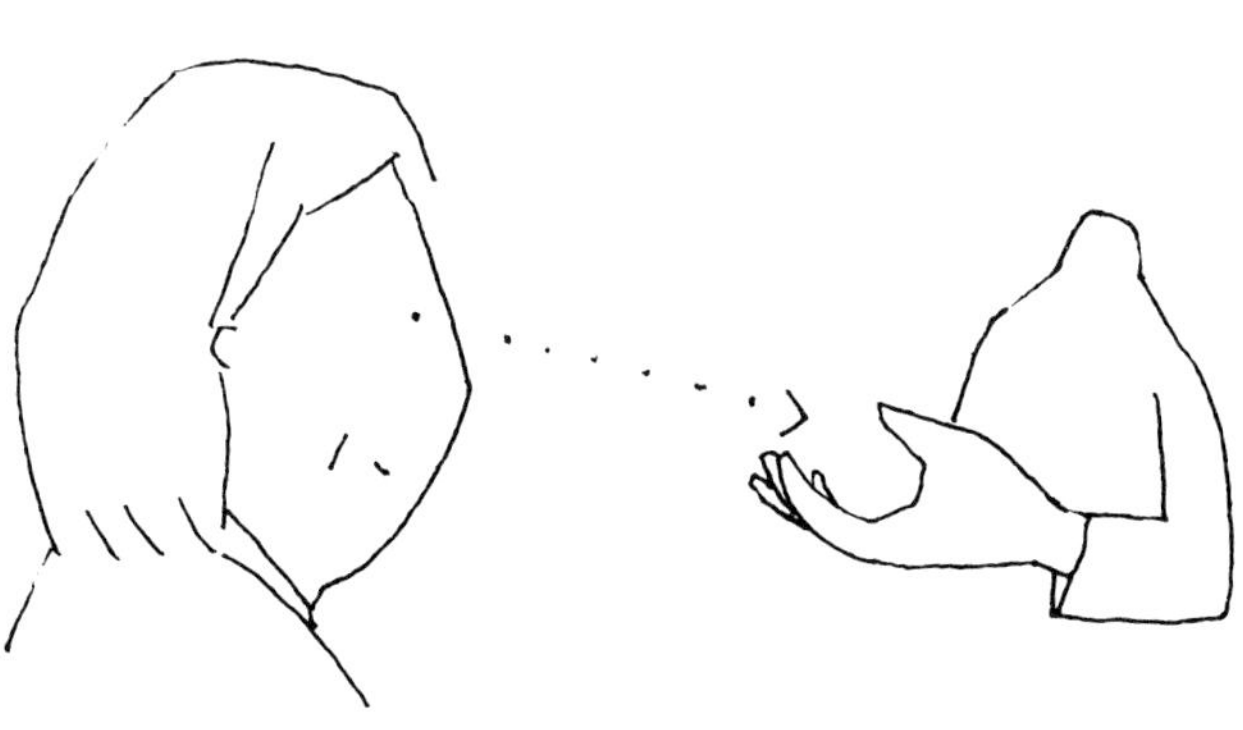

と（やっと）漏れ出てくる言葉・表情・態度があります。その言葉に患者さんの思いがこもっており、それはケアの手がかりになります。

手技、そして直截に「手」によって医療者の思いが伝わり、**「手」の温かさが言葉への信頼を深めます。**

コメント

「名残手《なごりて》」という言葉があります。料理の器を客に出すときにサッと手を引いてしまうのではなく、名残惜しい気持ちを込めてゆっくりと手を引く（もともとは茶道の言葉のようです）。そこには、相手の人を大事にするというだけでなく、料理と器も大切にする気持ちがあわせて込められているのでしょう。そのような動作は見ていて美しく、誰もが「自分が大切にされている」と感じずにはいられません。大切な人にものを差し出すときには誰でもきっとそうしています。名残手は、美しい立居振る舞い、温かい手のやりとり、きめ細かい言葉につながります。だからこそ、医療者の「粗雑」な手に、病気の人は寂しくなります。

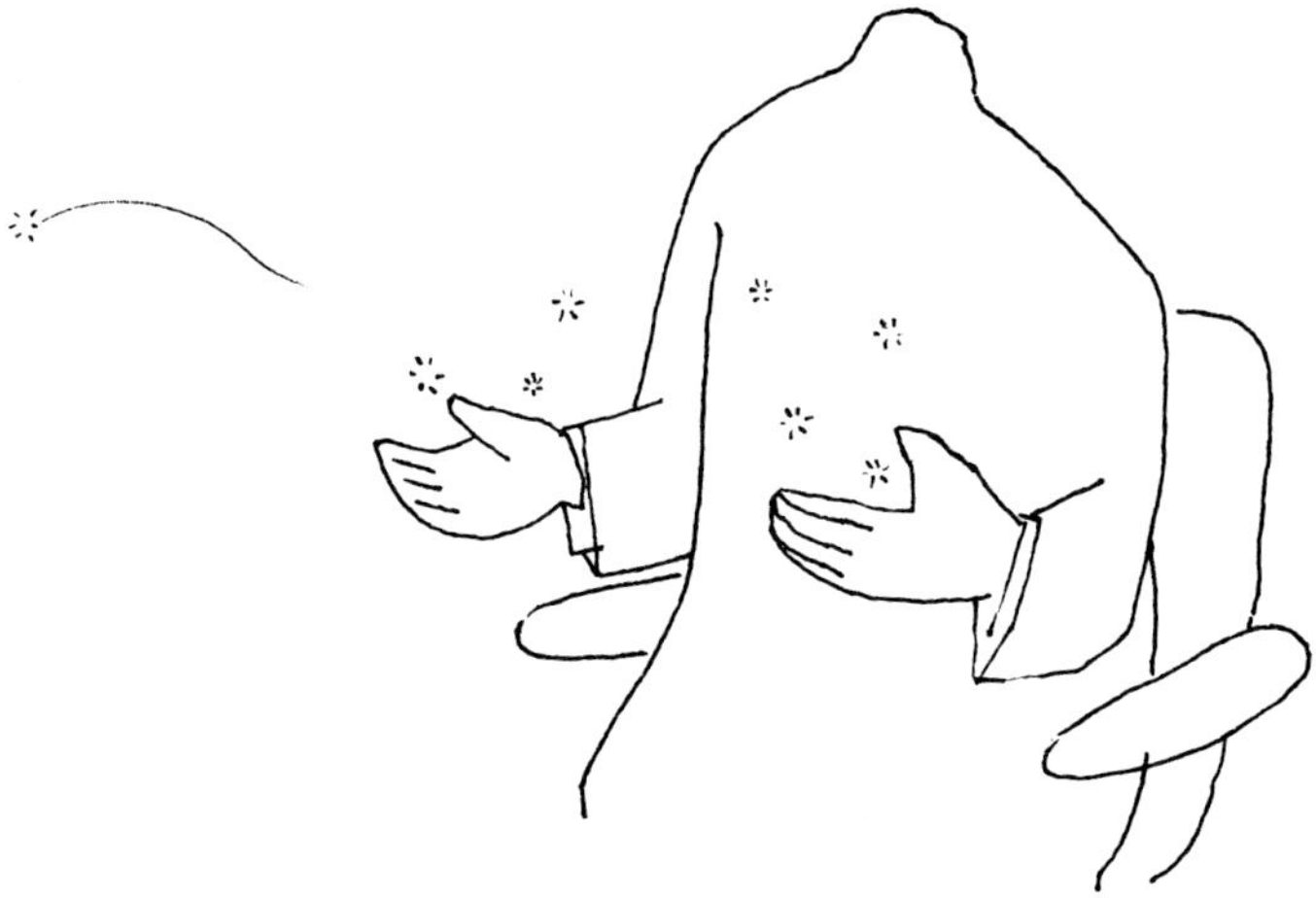

壁に耳あり

患者さんがそばにいないとつい安心して、大きな声で内輪の会話をしてしまうことがあります。飲み会の相談、遊びに行った話、男女のつきあいの話、そして患者さんの言動の非難や容姿のあげつらい（時に笑い話として）。ナースステーションは、オープンな造りであっても内輪だけの場所と思いがちです。処置室での会話が外で聞かれることも、手術室での会話が局所麻酔の人に聞かれることもあります。病院から乗ったタクシーやバス、病院近くの飲み屋での医療者が気をゆるしての雑談や軽口であっても、誰か関係者が聞いているかもしれません。患者さんやその身内の人、見舞いに来た人がこうした言葉を耳にして苦情を言ってこられたことがありますし、他院から転院してこられた方もおられます。もう信頼は取り戻せません。全く関係のない人でも、眉をひそめたくなるような医療者の言動を見聞きすれば、医療は大丈夫かと思ってしまうでしょう。

他人のことを非難したりあげつらったりすることで発散したくなるようなストレスはあると思います。でも、至るところが私たちの舞台です。楽屋話を患者さんの耳目に触れさせないように心がけることは、患者さんへの気遣いです。

36 苦手な人にはていねいに

Aphorism

誰にでも「苦手」な患者さんはいます。

「嫌だな」と思う患者さんもいます。「社会的に問題がある」患者さんもいます。

人間ですから好みがあることは仕方ありません。そのことを否定するのではなく、自分の好みの傾向をわきまえ、患者さんを印象で見ている部分のあることを自覚しておくことが大事です。

苦手だと感じた患者さんには、「苦手でない」患者さんと接するときの**「何割か増し」のていねいさ**でつきあうことが必要です。

好き嫌いの感情は必ず態度や雰囲気に表れてしまいます。すべての人と同じようにつきあっているつもりでいる限り、「苦手な」人と接するときにはどこかで腰が引けていることが見えてしまいます。その雰囲気から「苦手な」患者さんはこちらの気持ちを感じ取り、「(他の人にはていねいに接しているのに)私にはていねいに接していない」と感じます。そこから不信感が生まれます。

患者さんが自分に不信感を抱いているらしいことを感じれば私たちも不快になり、ますます回避しようとするという**悪循環**が始まります。

これまで差別を受けてきている人は、医療者に少しでも相手を見下すような感情があると敏感に感じてしまいます。

こうした関係の結末は「クレーム」になりえます。

「何割か増し」のていねいさでつきあったとき、やっとそうした患者さんから「誰とでも同じように接する人だ」と認定してもらえるのです。

私が、好意的に見ることで見えるその人と、悪意をもって見ることで見えるその人とは、**違ったもの**になります。そして、こちらが好意的であるときにだけ、患者さんもこちらに対して好意的になってくれます。学生指導や研修医指導の場合も同じです。

相手の人の言動に腹が立つことは、少なくありません。イライラしてしまう程度のことはもっとあります。そんなとき、すぐ顔をしかめたり不快な表情をしてしまう人もいます。でも相手の言動に腹が立ったり、イライラしたりしたら、自分が落ち着くまで口をつぐむという方法があると思います。それはきっと秒単位の時間です。黙って、患者の心理状態や自分がなぜ腹が立つのかを考え分析していると状況を捉えかえすことができ、その間に落ちついてきて、自分の態勢を立て直せると言われます。黙っている間に、自分の気持ちが顔や態度に出ていないか自己点検するだけでも落ち着いてくると私は思っています。落ち着いたところで選ばれた言葉を聞くと、相手の人の心も落ち着いてきます。

患者さんの側にそれなりの問題があることも少なくありませんから、この姿勢ですべてのことが解決するということではありませんが。

37 雰囲気を和らげる言葉

Aphorism

言葉遣いに少し気を配るだけで、雰囲気が和らぎます。

■**心を和らげるクッション言葉があります**

・「お待たせいたしました」
・「おそれいりますが」「申しわけありませんが」
・「お手数ですが」「ご面倒ですが」
・「失礼いたしました」
・「していただけますか」「していただけると助かるのですが」
・ねぎらいの言葉「大変でしたね」「ご心配ですね」「よかったですね」

■**否定的表現より肯定的表現を用いるようにします**

・「この部屋は9時まで開きません」→「9時から開きます」
・「…すべきです」→「…するともっとよくなると思います」
・「スポーツはだめです」→「散歩まではしても大丈夫です」
・「まだ仕事に行ってはいけません」→「あと数日休むと行けると思います」
・「検査を受けないとだめです」→「検査を受けて安心しましょう」

・「ウチの病院では診られません」→「あなたに一番適切な治療をしてくれる病院をご紹介したいのですが」

■YOUメッセージよりも「私」を主語にするI（アイ）メッセージのほうがソフトな印象になります（使いすぎると不自然になります）

・「ダメじゃないですか」→「私は心配です」
・「頑張ってください」→「応援しています」
・「よくできました」→「私まで嬉しくなってしまいました」
・「どうして守ってくれないんですか」→「私が困っています」
・「よく気がついたね」→「なるほど、そのように思われたんですね」

このような言葉も、私たちはふだん**隣近所の人や親しい人とのおつきあい**で使っています。自分が言われたときにも悪い気はしません。

「**お待たせしました**」は魔法の言葉です。この言葉を必ず言うようにしたら外来の雰囲気がずっと良くなったと教えてくれた医師がいました。さらに、電子カルテの画面を見て「2時間も前から来てくださっていたのですね」というような言葉を付け加えたらとても感激されたとのことでした。

もちろん、一番のクッションは、患者さんの心に添ったていねいなコミュニケーションです。

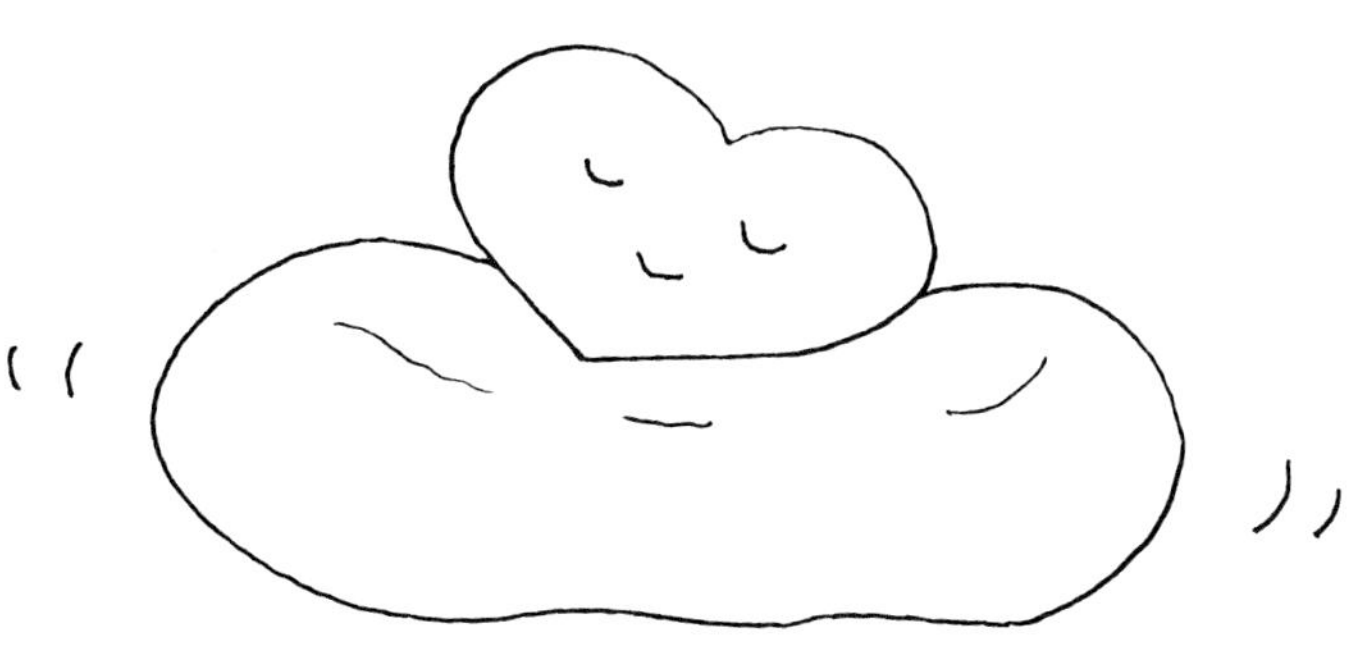

38 相手が受け入れられるアドバイス

Aphorism

患者指導という言葉がよく用いられますが、「患者さんへの指示・指導」というより、病気との（病を抱えた人生との）つきあい方についてのアドバイスと考えるほうがよいと思います。

アドバイスのポイントには次のようなものがあります。

・相手に対して敬意のある雰囲気で話す
・相手の考えていることを話してもらい、よく聴く
・支持的・理解的表現で、まず受け止める（「…という考えは私も同感です」）
・あれもこれもと多くを言いすぎないようにして、その時点で重要と思われるポイントに焦点をあてて話す（たくさん話すと受け止めきれずに、全消去されます）
・否定的表現より肯定的表現で（「これ以上はダメです」よりも「ここまでは出来ます」）
・過去より未来に向かって話す（「どうしてこんなことをしたのですか」より「これからこうしましょう」）
・質問を通して、相手の考えを尊重し、気づきを促す（「こんな方法をしてみることは考えられませんか」）
・別の考え方や改善策を具体的に提案する、いくつかの選択肢を検討する（「こんな考え方もありますが…」、「こんな方法はどうでしょうか？」）
・目標の設定（達成したときのことをイメージする、実現できそうな数値で表す）

（今は登山で言えば3合目あたりですが、…すれば5合目にたどりつきそうですね）

・Ｉメッセージでサポートする

こうしたことは、学生や研修医の指導にも、同じようにあてはまります。すでに慢性疾患の患者さんへのアドバイスでは、多くの医療者がこのような方法で話しています。

このような方法の代表的なものに**コーチング**があります[1]。子育て中の母親は、意識せずにコーチングを実践しています。「○○ちゃん、できるわよ。やってごらん」「わあ、できたわね。ママも嬉しいわ！　もう少し増やしてみようか」などと、遊びながら子どもを育てています。

参考文献↓　(1)市毛恵子『カウンセラーのコーチング術』ＰＨＰ研究所、２００２。／(2)奥田弘美『メディカル・サポート・コーチング入門―医療者向けコミュニケーション法』日本医療情報センター、２００３。／(3)齋藤淳子『コーチングのプロが教える質問の技術』ダイヤモンド社、２００３。

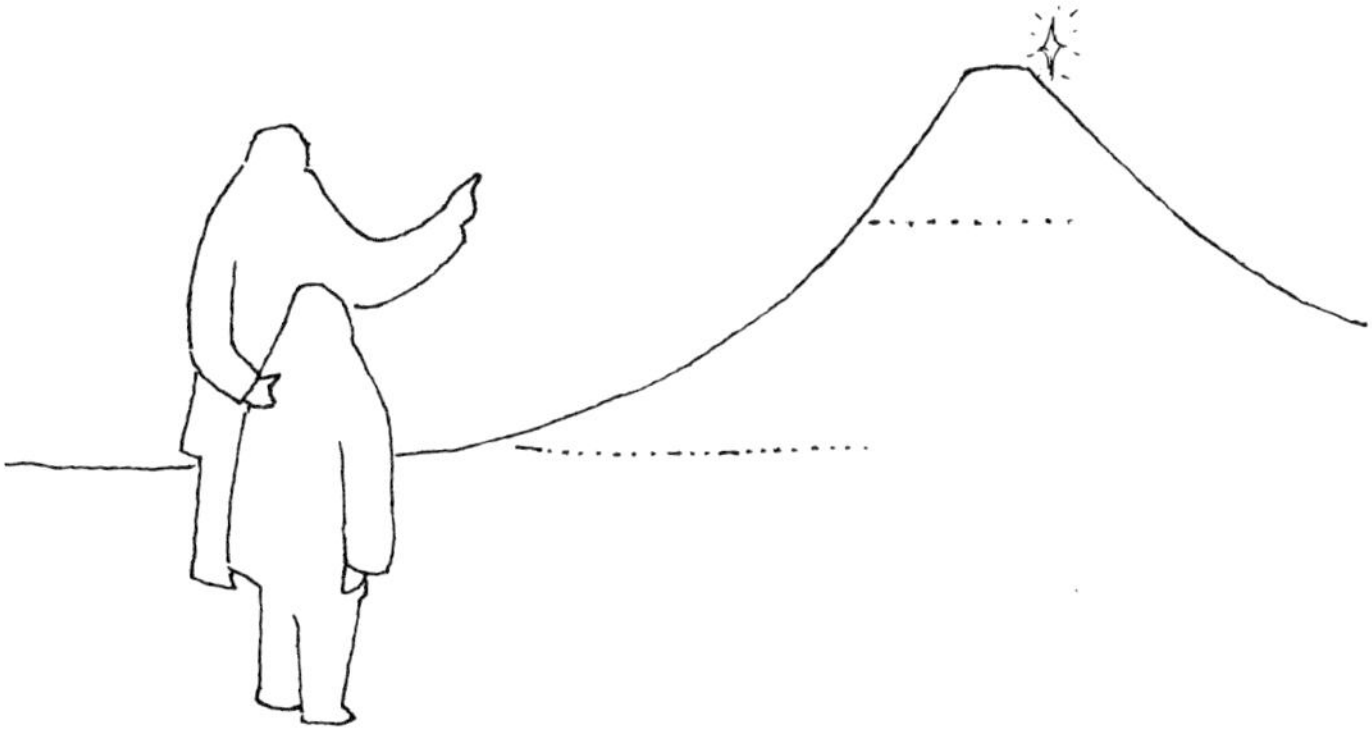

コメント

「だめですね」「だめですよ」から、よい関係が生まれることはありえません。開口一番「こんなことじゃだめですね」と言う医者にかかりたい患者さんがいるでしょうか。「君はできないね」とまず言い出す指導者から指導を受けたい学生がいるでしょうか。「北風と太陽」のたとえのように、叱責は人のプライドを傷つけるだけで、指導にも助言にもなりません。叱ることで指導できると思うのは、体罰で人の心を動かすことができると勘違いしている教師のようなものです。叱る＝相手の人格否定をしてよいという権利を医療者はもっていません。

「どうして、もっと早く来なかった?」などと過去を責めても、それは患者さんに罪悪感を抱かせるか、医療者への反発を抱かせる以外の効果はありません。

39 説明するではなく「話し合い」——インフォームド・コンセント

Aphorism

インフォームド・コンセントを「説明と同意」と訳すと、医療者が患者さんに説明し、患者さんに同意してもらうということになります。

これでは、患者さんは説明され同意させられる「受け身」の存在に留め置かれてしまいます。このとき、主語は医療者です。もともと医療者の説明はどうしても上意下達的になりがちで、患者さんから見れば押し付けられた印象になります。医療者の説明には「教える」という雰囲気が付きまとい、その姿勢に人は委縮します。そこからのインフォームド・コンセントでは、よい患者—医療者関係にたどりつきません。

主語を患者さんにすると、「説明」では不十分だということがわかります。患者さんが「**納得**」しなければ、同意しようがありません。納得していただくために心がけることをこれまで書いてきましたが、何よりも重要なことは患者さんと「これからのその人の人生について**話し合う**」「ディスカッションする」という姿勢です。説明はtalk toであり、話し合いはtalk withです。説明するのは「疾患」についてであり、話し合うのは「病」=**患者さんの人生について**です。医療は、患者さんと私たち医療者との**共同作業**（with）なのです。一方通行の「説明」や「説得」でも患者さんが動くことはありえますが、患者さんの心は開きません。

患者さんが私たちの「説明に納得した」「説明が腑に落ちた」うえで、診療の内容について患者さんと私たちが話し合って「**合意**」していくことがコンセントです。「こんなふうにしていきましょう」と合意することです。

合意は「一緒に考えていきましょう。これからずっとお手伝いしますよ」という医療者との間でしか成り立ちません。「患者さんと**一緒に**」考え、立ち止まって一緒に悩んでみること。「一緒に頑張りましょう」「一緒に歩いていきましょう」という思いを患者さんに伝え、「傍にいますよ」、「後ろにいますよ」という姿勢を感じ取ってもらうことです。この思いからの言葉しか伝わりませんし、この思いからの言葉が患者さんを支えます。

Consent は consensus に通じます[1]。consensus は感覚（sense）を共にするということですが、患者さんの生きる感覚を**私たちみんなで共有する**ということを意味しています。患者さんと共に悩み、共に考え、患者さんを支えながら一緒に歩いていくことが医療です。

インフォームド・コンセントとは「納得と合意」の医療なのです。お互いが納得し合うまでの話し合いの**プロセス**こそが、インフォームド・コンセントだと言うべきかもしれません。

重大な事柄や難しい事柄について話し合う際には、落ち着いて話し合える場所（面談室など）の確保と、患者さんや家族が考えたり調べたりする時間を保障することが必須です。切迫した状況でも10秒くらいは待てるでしょう。1分でも10分でも、患者さんの心の混乱が落ち着くための**時間を保障する**ことは重要です。このような場面で時間を節約したばかりに、「強引に同意させられた」という印象が残ってしまい、後々多大な時間を必要とする事態を招くことがあります。

参考文献↓ (1)河合隼雄、鷲田清一『臨床とことば―心理学と哲学のあわいに探る臨床の知』ＴＢＳブリタニカ、２００３。

コメント この話し合いに、同じ人間同士としての感覚を踏まえた言葉があると、患者さんは少し落ち着きます。「痛い検査って、どうしても気が進まないですよね」「できたら手術はしたくないですよね」「抜歯と言われて、少しがっかりされましたか」「手術しなければならない病気を見落としたくないと私たちも思っています」「元通りになることを目標にしたいですよね」「お子さんのことも心配ですね」「これからのことがご心配ですね」などという言葉です。そして、できれば、患者さんの心が和むやや控えめのユーモアを。

コメント はじめ向かい合って座っていた恋人たちは、仲がよくなるにつれて、肩を並べて座り、同じ目の高さで、同じ方向を一緒に見つめながら、未来を語り合います。私たちも、医療者と対面して座る立場、あるいはベッドに横たわる立場に身を移して、患者さんと並んで同じ方向を見ていく（joint attention）ことが consensus につながります。

医療者は世界中で得られた医学知識に包まれています（そこは横文字の横行する世界であり、自然科学の論理の世界です）。その知を、患者さんにうまく（わかりやすく）伝えるのが医療コミュニケーションだと考えられがちです。そう考えるときには、医学の世界に生きる医療者と、普通の世界に生きる患者さんの間に境界線が引かれています。この境界線を自分の心のまんなかに移動させ、そこで医療者としての自分とふつうの生活者としての自分との間で言葉を格闘させることを通して、くらしの言葉に「翻訳」して語る時、患者さんが医療者の言葉と格闘する事態を多少なりとも避けることができるでしょう。

知識――Knowledge

■インフォームド・コンセントで説明すべきこと

診療は契約に基づく行為なので、たとえ適切な診療によってよい結果がえられても、説明・同意なしに行われたら不適切だとされることが理論的にはありえます。インフォームド・コンセントのために、以下のような説明が必要です（重症度などに応じて、このすべてを話すとは限りません）。

①病名・病態、その診断の根拠、その病気のためにこれから予想される事態、診断が異なる可能性
②診断に必要な検査の意義・内容・危険性・予測される拘束時間と、その検査を受けずに情報が得られなかった場合に起こりうる不利益、検査の実施者名
③終了した検査の結果とその評価
④その病気のために適切と思われる治療の意義・内容・緊急性・危険性・予測される拘束期間と、その治療から予想される結果（治療法が複数ある場合には、そのそれぞれについての説明）
⑤医師が提案する治療を希望せず、それを受けない場合に起こりうる不利益と、その場合にも受けることができる医療的援助
⑥受けた治療の効果とその評価
⑦検査や治療を行う責任者、および共同で行う者の氏名
⑧これから受けるケアの内容と意義、そのケアから期待される効果

⑨治療費などの事務的なことについての説明（歯科の場合、患者は費用についてしばしば不安に思っています）。

⑩説明は1回すればよいということではなく、節目ごとに行います。

⑪診断や治療について、その判断が正しい確率、期待される治療効果が得られる確率・合併症の発生率などを説明することが必要です（この確率や発生率については、文献・資料上でのものと自院でのものとの両方を説明することが必要）。

⑫重要な説明は、文書として残すことが必要です。医学的説明の概略、患者さんからの質問と医療者の回答、説明した日時、患者さんが同意した日時、説明に同席した人の氏名などが記録されていることが求められています。

参考文献↓ (1)前田正一『インフォームド・コンセント―その理論と書式実例』医学書院、2005。

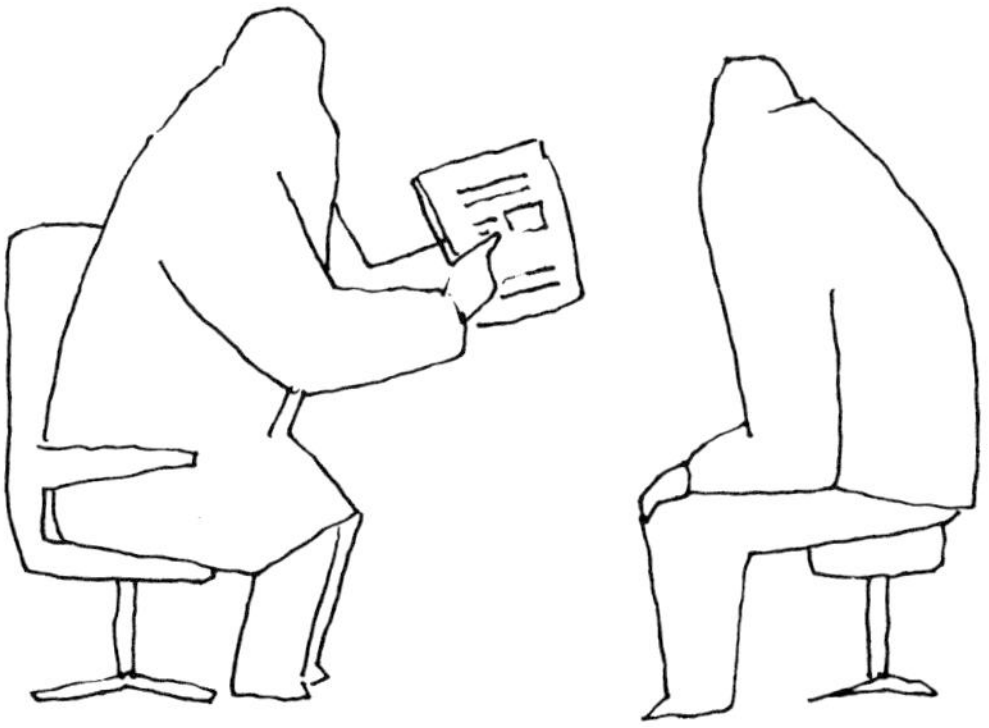

40 インフォームド・チョイス、セカンド・オピニオン

Aphorism

インフォームド・コンセントは、大きな手術や重い病気の説明のときにだけ必要なのではありません。

小さいことからコツコツと、どんなときにも、どんなことにも必要です。1滴の採血、身体の清拭程度のことでも、必要です。小さいものでは、もちろん「同意書」は要りませんし、時間をかけて説明する必要もありません。それにしても、「診察前にレントゲンを撮っておいて」「血を採ってきてください」「お薬、出しておきます」の時代ではありません。小さいことからきちんとする習慣をつけておかないと、大きなことで失敗してしまいます（「これくらいなら説明しなくていいだろう」という線は、患者さんによって異なります）。

■インフォームド・チョイス

診療の方針については、複数の選択肢を呈示することが原則です。そのうえで、患者さんと一緒に考えながら方針を選び取ります（インフォームド・チョイス）。もちろん、専門的見地からの多少の「誘導的な」提案を医療者が行うことはありえますが、方針選択に**自分も参加**したという患者さんの記憶は、その後の診療に主体的に取り組むバネとなり、医療者への信頼につながります。

医療者への信頼につなげるためには、以下のことが必要です。

・**患者さんと私たち医療者とが一緒に考え、患者さんの悩みに共感することから出発します。**

・選択肢ごとのメリット・デメリット、診療を行わない場合のメリット・デメリットを説明します。
・医学は絶対のものではありませんから「医療者の言うことが正しい、それに『乗らない』のは無知蒙昧である」というような雰囲気で語るべきではありませんが、「医療者の言っていることが正しいという保証はどこにもない」と言われても患者さんは困ってしまいます。一定の不確実さを受け止めるなかで、「この方向が現時点では一番妥当なものだと思う」という根拠をていねいに説明します。
・「その治療は嫌だ」と言われる場合でも、「じゃあ、もう知りませんよ」「うちの病院では診られません」「なんて非常識な」などと言うのではなく、治療を受けない場合のメリットとデメリット、予想される結果（悪い結果が予測される場合でも、脅かして言わない）、提案する治療を受けない場合に医療として私たちができる援助について、「嫌な顔」をせずに説明します。
・どのような方針を選択するにしても、それは私たちと患者さんとの共同責任であり、「患者さんの責任で選んでください。私は選択に責任をもちません」というような姿勢を絶対に取ってはなりません。
・「1つしかない治療を患者さんが拒否したら、何もできない」という医療者がいますが、その場合でも「最後までそばにいて、ケアする」という治療がありますし、その提供を提示するのは私たちの務めです。患者さんの「こんなことをしたいのですが…」「こんなふうではダメですか」といった希望にも、支障のない範囲で軌道修正します。
・私たちが呈示する診療の方針をすべて受け入れない場合でも同じです。

■セカンド・オピニオン

セカンド・オピニオンは、患者さんから言われて（しぶしぶ）応じるものではなく、「別の病院の先生の説明をお聞きにならなくていいですか」というように、**こちらから勧めてこそ**意味のあるものです。特に、ある程度重症な病気の場合や、診療について多様な見解があるときには、ぜひ勧めるべきです。セカンド・オピニオンを希望される場合や他の病院での診療を希望される場合には適切な紹介を行う用意があることも、あらかじめ説明しておきます。

セカンド・オピニオンを希望する患者さんに、「僕のことが信じられないの」と言ったり、「面倒だけど、紹介してあげる」というような態度は絶対に取るべきではありません。セカンド・オピニオンから戻ってきて「先生と同じ説明でした」と言われて「ほおらね」と勝ち誇ったように言った医者がいましたが、論外です。「そうですか、よかった。あの先生からお墨付きをもらえば心強いですね」というような言い方をするほうが関係はずっとよくなります。

診療は、患者さんのこれからの人生のある時期を「一緒に歩かせてください」という思いを伝えることから始まります。「一緒に歩く」ことは、患者さんの願いや気持ちを感じ取ることなしにできません。私たちの思いを伝えるのは、「説明」「指導」ではなく、「**相談**」「**話し合い**」です。「私も頑張りますのでよろしくお願いします」という**「言葉の表情」が温かければ、それはすでに治療**です。インフォームド・コンセント、インフォームド・チョイスは、「一緒に歩く」具体的な第一歩です。

診療ではどうしても医学的に守らなければならないことがありますが、それはそんなにたくさんあるものではなく、患者さんの希望や状況に合わせて多少なりともフレキシブルに対応して問題のないことのほうがずっと多いものです。医療の場のコミュニケーションは、一人の患者さんの人生をかけがえのないものとして尊重できるようその思いを受け止め、医療をその人の**人生に合わせて軌道修正していく**ためのものです。コミュニケーションは、患者さんを医療者の思いに合わせさせるための説得のことではありません。

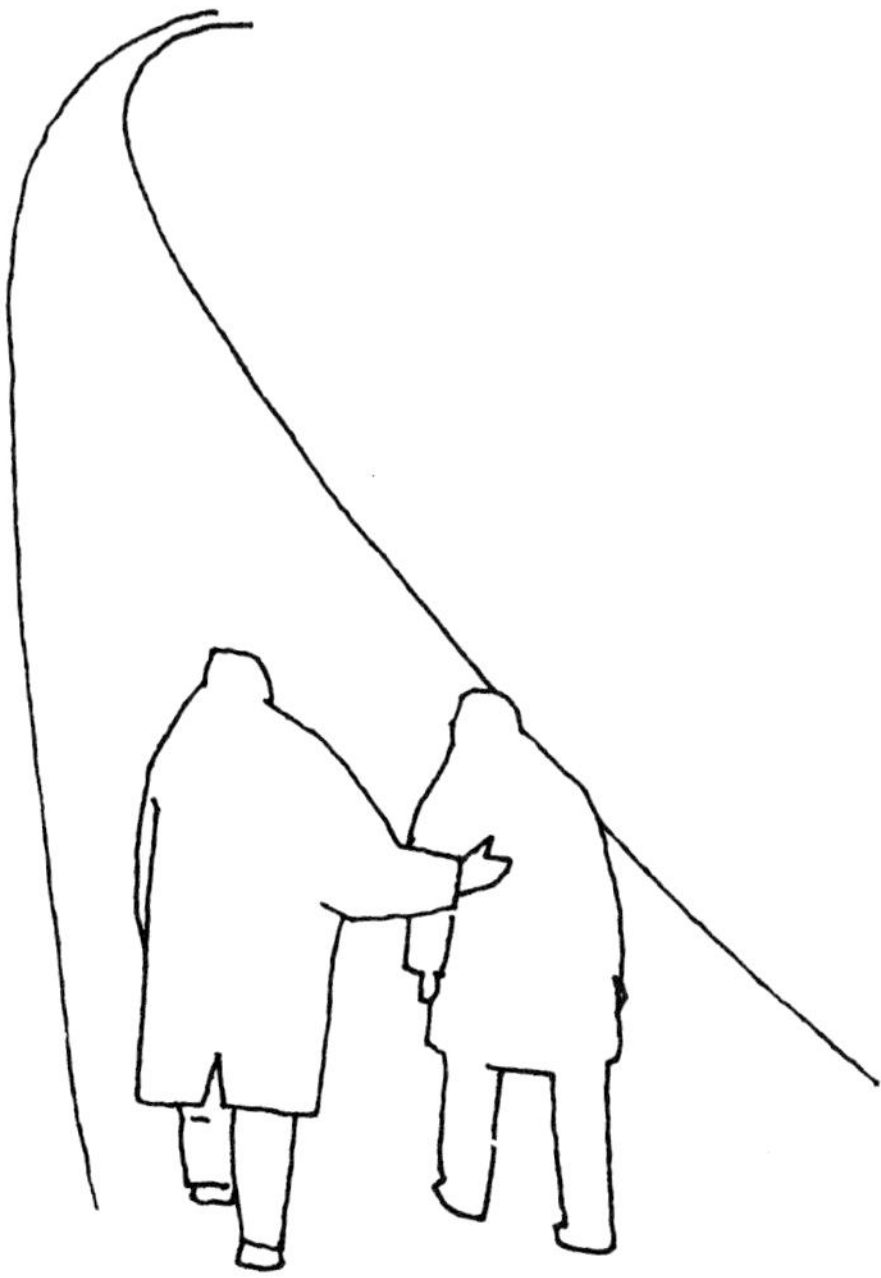

41 患者さん、その選択はだめですよ

Aphorism

患者さんが、医療者からみれば「とんでもない選択」をする場合があります。

「(心筋梗塞のICUでの治療が一段落したところで) もうどうしても退院したい」「(化学療法が有効なのに) がんの治療を受けない」「(医師の勧める治療を受けずに) ○○療法を受けたい」と言いだすようなことがあります[1]。医療者にはなかなか分かりにくいことですが、「(医者の勧めるいやな治療をうけなくとも) この方法で絶対治る」という言葉は、医学的な説明よりもはるかに患者さんには「魅力的」です。このような希望を聞いた医師は「とんでもないことを言いだした」「よくわかっていないから、もっと説明しなくては」と思いがちです。

たしかに患者さんは「医学的なこと」はわかっていないのでしょう。でも、自分の希望は医師が認めるものではないことは**よくわかっている**のです。医者の説明する診断や治療を「わかりたくない」のかもしれません。

親の反対しそうな人と「結婚したい」と親に紹介する時には、予想される親からの批判への反論をすでに用意しているのと同じです。反論を用意するために、自分の選択に都合の良い話だけを聞くようにします (認知的不協和の低減)。結婚したい相手のことを誉める人は「良い友人」、欠点を教えてくれる人は「やっかんでいる人」「敵」です。このような時、周囲の反対は結婚したいという思いを強化することにしかなりません。

医師の「正しい医学的説明」による説得は、親の反対と同じ働きをします。「医師の行わないこの治療で良くなった人の話」「医師の勧める治療をうけて悪くなった人の話」「○○の薬は要らない」といった類の本によって認知的不協和の低減が図られているのですから、それらへの反論は聞いてもらえません。「治療拒否」は、駆け落ちと同じです。

「あなたはよくわかっていない」「間違っている」「だまされている」「金の無駄使いだ」「どうなっても知らないよ」「死んでしまいますよ」といった「上からの」雰囲気の医学的説明は繰り返されれば繰り返されるほど、「この医者は自分の気持ちが全然わかっていない」「**敵だ**」ということになり、医師から離れようとする思いを強化します。否定的な言葉から始まる「説得コミュニケーション」はほとんど無効です。医師の説得が「奏功」して「医師の勧める治療」を受け入れることもあるでしょうが、そのような時には説得された**屈辱感・敗北感**が残ります。

でもほんとうは、患者さんも迷っていますし、医師に頼りたいとも思っています。この思いを受け止めるためには、患者さんの選択を非難したくなる気持ちを**いったん白紙に**して、虚心に患者さんの気持ちを「そのまま」聴くこと＝**いちど受け入れてみる**ことから始めるしかないと思います。そのように聴く時、患者さんも「表面の希望」の奥にあるほんとうの思いや迷いを話してくれるかもしれません。「患者さんの苦痛が少なく、良くなってほしい」というところでは、患者さんと医療者の気持ちは一致しています。その気持ちのところまで「戻って」話し合うところから、なんらかの解決の糸口が見つけようとするしかありません[(2)]。それは「味方」のポジションです。

このような場合「こうすればよい」というような模範例はありませんが、一例をあげておきます。

「そうですか。……の治療をお受けになりたいということですね。先日のお話とは別の治療法を探すために、頑張られたのですね。医者には言いにくいお気持ちもあったかと思いますが、よく話して下さいました。今の医学の治療に問題があることは事実ですし、私も自分がこのような病気になったら、同じように悩むと思います。お話をうかがっていて、私もなによりも○○さんに元気になっていただきたいし、少しでも辛さの軽い治療をしたいと思っています。今の医学では先日お話した治療が一番良いと私たちは考えているのですが、患者さんのお気持ちを踏まえてどんな工夫ができるか、あるいはそちらの治療をお受けになる場合私たちにどんなお手伝いができるか、もう少しご一緒に考えさせていただくことは出来ないでしょうか。……」

こうした言い方でもうまく行かないことが少なくありません。結論を保留したまま、少し時間をおくことができるのならば、それは一つの方法です。そして最終的に「決裂」した場合でも、最後に「困ったり悩んだりすることがあったら、いつでも相談にお出でくださいね」という言葉を贈ります。**この言葉を待っている患者さんは少なくない**のです。その後の過程でも患者さんは何度も悩むのですから、私たちと**つながる回路を断たない**ように心がけます。

脚注↓ (1) 病気になった人は誰でも、病気の軽重にかかわらず、一再ならずこのような思いにとらわれます。それが普通のことなのです。／(2) IPI分析といいます。和田仁孝、中西淑美『医療メディエーション―コンフリクト・マネジメントへのナラティヴ・アプローチ』シーニュ、2011。

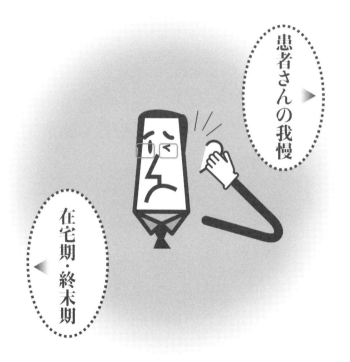

患者さんの我慢

在宅期・終末期

42 在宅医療
――在宅医療・終末期の医療

Aphorism

人生の終わり際を自宅で過ごすということは、本人にも家族にもわからないことだらけです。

これからのことについて不安でいっぱいです。

本人や家族と**目標の共有を目指して話し合う**ことは、それ自体が不安を和らげてくれます。患者さんの身体的だけでなく社会的・心理的な状態を踏まえて、目標・方針・これからの予測・協力していただきたいことについての自分の考えを伝えます(1)。医科の場合なら「痛みを少なくしたい」「できるだけ意識があるように」「趣味の〇〇をもう一度だけでも」、歯科の場合なら「口から、味わいながら食べる」「痛みは取る」「口臭を軽くする」というようなことは目標として共有しやすいと思います。食べ方となると、患者さんたちには少し難しくなりそうです。「褥創の予防」「排泄補助」「口腔内の清潔・感染防止」などになると、医療者が当然と思うことでも、家族にはそのことがわからず、「乱暴」「かわいそう」と思ってしまうこともあります。その処置の意味についてのていねいな説明が必要です。

そばにいる家族は「見ていられない」と思いがちですし、患者さんの状態に負い目や自責の念を抱いていることもあります。「見ていられない」と感じたことに自己嫌悪を抱いてしまうこともあります。このような状態は誰にでもあることであり、医療的ケアで改善するものであることを説明してもらえると、自責の念や自己嫌悪を抱かなくてすみます。「お辛いですね」「こんなふうにすれば症状は軽くなりますからね」といった「辛さ」への共感的な言葉があるだけで、家族はずいぶん救われます。「ご家族には……をしていただいて、一緒によくしていきましょう」「……できるようになることをまず目指しましょう」というように、「**一緒に**」という姿勢を感じることができれば、患者さんや家族の不安は軽くなります。

患者さんの「自分はこのように他人に扱われたい」「こんなことがしたい」という願いには、どんなにささいなことであっても、その底に**これまでの人生の積み重ね**があります。診療を進める上で「ノイズ」のように感じられてしまう患者さんの「わがまま」にこそ、その人の切実な思いが込められていることがあります。「わがまま」に立ち止まって耳を傾けてもらえるだけで患者さんは嬉しくなります。家族の思いも同じです。家族は、患者さんによいと思えることであれば、少しでもしてあげたい（しておきたい）と思います。その願いは適切なものであるとは限りませんが、その**願いをできるだけ尊重しようとする**ことは、人の命を尊重することであり、人としての誇り（プライド）を守ることです。

自宅に医療者が入り込むことに抵抗のある人もいますし、申しわけないと思っている人もいます。医療者側からのさりげない労わりの声かけがあるだけで、気分は楽になります。

脚注↓(1)「自分の診療科は人の生死に直接かかわらないから気が楽だ」という眼科医がいましたが、そうでしょうか。それまで健眼であった人にとって眼科医から「失明の可能性」を告げられることは、「死の宣告」を受けるようなものです。健聴者が「失聴の可能性」を告げられることも同じですし、「もう口から食べられない」「もう話すことはできない」と告げられることも同じかもしれません。

43 DNR
――在宅医療・終末期の医療

Aphorism

病気になると、その人の思いは揺れ動きます。

「DNR[1]と言われても、何を言われているのかよくわからなかった」という人がほとんどではないでしょうか。医療者がそちらを勧めるのだから、それに乗るしかないと思っている人も多いと思います。「最期のときというのは、そのときになってみないと全くわからないものだった」と家族の最期を看取った看護師長が言っていました。

DNRに限らず終末期のことについて、患者さんや家族は、何を言われているのかわかりませんし、どう考えてよいのかわかりませんから、何を言えばよいのかもわかりません。自分（身内）の死については自分に都合のよい形でしか思い浮かべることはできませんし、自分がどうなるかは（他人の最期を看取った経験があっても）**想像を超えています。**

患者さんや家族の心のなかでは、**相反する思い**が交錯しています。病気のことについて、よく聞いてみたいと思いますが、怖くて聞きたくないとも思います。自分の気持ちをわかってほしいとも思いますが、わかられたくないとも思います。医療者に頼りたいと思う一方、他人になんか頼らないで生きたいとも思います。「もう駄目だ」と思いますが、同時に「まだ大丈夫だ」とも思います。病人として大切に扱ってほしいけれど、「病人」という枠に閉じ込められたくない。自分が具合悪いことは「十分わかっている」けれど、「信じたくない」とも思います。

昨日と今日とでは思いが変わりますし、症状が少し変化するたびに思いが変わります。人は、思っていることのすべてを話すわけではありません。相手によって、相手とのかかわりのなかで、気持ちが変わります。同じ気持ちであっても、相手によって話す内容を選びます（誰にでも同じことを言うわけではありません）。思いと逆のことを言う場合もあります。思いの一部を小出しにして、それだけで全部わかってほしいと思うことがあります。心の探り合いのための言葉をお互いに投げかけあうこともあります（このとき、言葉の意味と心とはかなり遠いところにあったりします）。家族の人たちも同じです。

どれもホンネです。ホンネは日々揺れ動きます。一度「DNRでお願いします」と言っても、その後の経過や新たな知識によって、思いは揺れ動きます。最期の日まで「これで良いのだろうか、いや…」と迷い続け、そしてその日の後にも「あれでよかったのだろうか」と遺された人は思い続けていきます。私たちは、そのときどきの言葉に寄り添うしかありません。寄り添うとは、患者さんや家族の言葉に合わせて右往左往するということではなくて、思いが揺れていることを感じ取って、そばにいてその話を**聴き続ける**ということです[(2)]。

患者さんの最期のことを考えて「治療（蘇生）をしなくてよい」と決断するときに、家族は複雑でつらい思いをしておられるはずです。そんな思いをしながら「これ以上はしなくてよいです」と言っておられるのだとしたら、その人の最期を満たされたものとし、遺

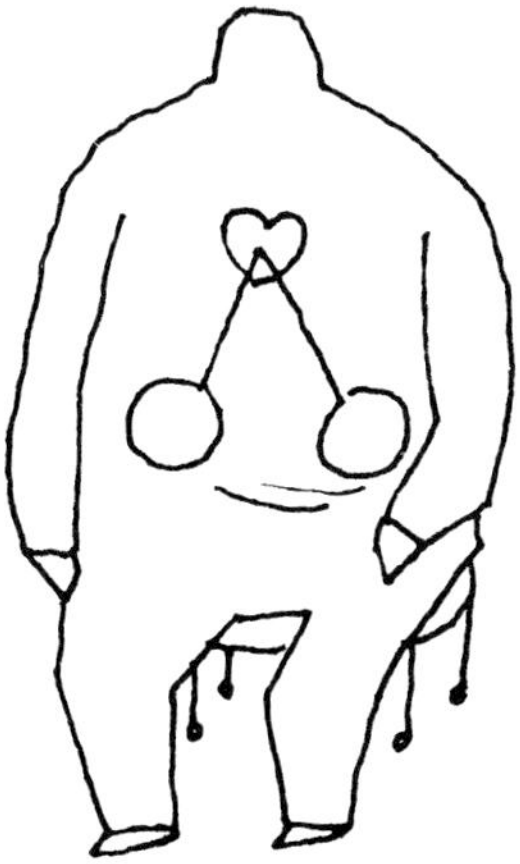

された人たちの「悔い」を少なくするために、私たちが行うべきことが逆にいっぱいある（いっぱい見つけなくてはいけない）のです。ＤＮＲは、医療者が「楽をするため」の言葉ではありません。

脚注↓ ⑴ＤＮＲ（Do Not Resusitate）。最近では、ＤＮＡＲ（Do Not Attempt Resusitation）と言われます。「心肺停止時に蘇生行為をしないこと」「末期の人にはなにもしないこと」（および、その意思表示）を指す言葉ですが、「延命治療をしないこと」のように誤解されていることがあります。／⑵「現場で多くの患者さんの死を見ていて、どれが患者さんの本当の『願い』なのか、わからなくなることがしばしばです。終末期の患者さんに医療者が『きっとこの患者さんは、最後は家で過ごすことを望むに違いない！』と考え、在宅をすすめても、患者さんは『別に家に帰りたいとは思わない』ということもあります。そんなとき、患者さんが、家族に負担や迷惑をかけるのが嫌でそう言っているのか、自分が家では不安だからそう言っているのか、本当に家に帰りたくないのか、家族に説得されたのかと悩みます。家族に迷惑をかけるのを怖れている患者さんを無理に帰しても、窮屈な思いをするだけになるし。結局、そのときの患者さんの言葉に寄り添うしかない、という考えに落ち着くのです」（あるメーリングリストに投稿された開業医の言葉）

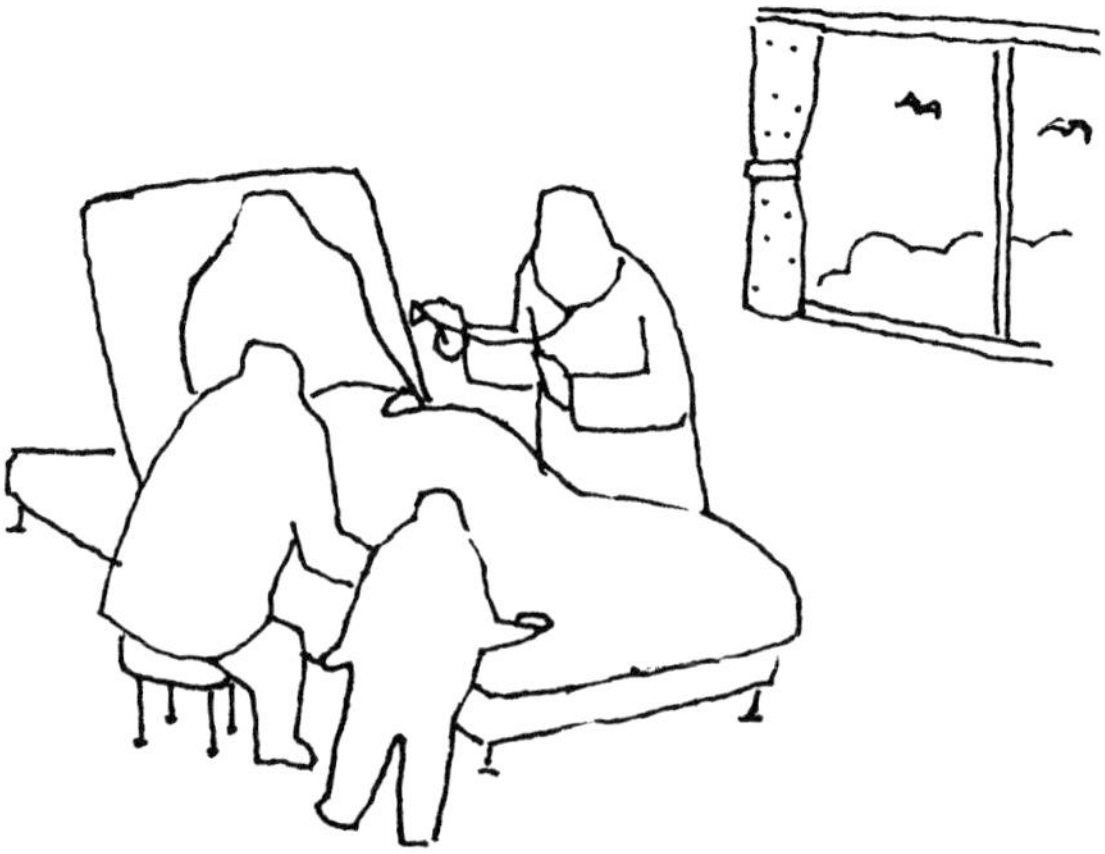

44 思い出は生き続ける
――在宅医療・終末期の医療

Aphorism

病の影のもとで暮らした日々の思い出は、その日の後、当人の心のなかにも家族の心のなかにもずっと生き続けます。

たくさんの闘病体験には、その思い出が書かれています。辛いときだったけれど、「よい時間を過ごせた」「温かく接してもらえた」という思い出はいつまでも生き続け、遺された人の心を支えます。逆の思い出は、ずっと悔いを残し続けます。

医師や歯科医師が医学的なアドバイスをきちんとすること、適切な処置をきちんとすることが「**ていねいに診てくれた**」という温かい思い出として、遺された人たちの心に残ります。意識がない人であっても認知症の人であっても、その患者さんにきちんと話しかけ、患者さんの話を聴き[1]、ていねいに手を添えることが、人として「**ていねいに接してくれた**」という思い出として心に残ります[2]。診察のときや何か症状が出たとき、検査のときに交わした言葉、ちょっとした会話、処置のときの態度といったものの一つひとつが心に残り、医学的にすることがなくなっても(なくなっているにもかかわらず)、医師がそばにいてくれたという思い出が、温かく心に残ります[3]。

そんなことのすべてが、どこかで〝その日〟と〝その後〟につながります。一つひとつの場面での医療者の言葉や行動が〝その日〟〝その後〟のどこかにぽとんと落ち、そこで患者さんや家族を支えることもありますし、患者さんや家族に悔しさや無念さを残してしまうこともあります。終末期にかかわるということは、今という時が、その後の時間のなかで歯ぎしりするような思い出にならないように、今のかかわりを大切にするということです。患者さんや家族の人に嫌な思い出を一つでも少なくし、そしてほのぼのとする思い出は一つでも多くするようにと心がけて、ていねいに接することです。今という時はこの瞬間であるけれども、これまでの長い時間とはるかな先の時間に向かって広がってもいるのです。

病気による死の多くは瞬間の出来事ではありません。生から死に至る「臨終」のとき、心臓マッサージが行われ、家族が手を取り、声をかけ、やがて「ご臨終です」という言葉で終わるという形には意味があります。それは時間をかけて「**間＝あわい**」を超えていく儀礼だったのです。その「あわい」は、家族が患者さんに別れを告げ、医療者が患者さんと別れていく時間です。最近は心臓マッサージなどをしないことが多くなりましたが、家族が手を取り、声をかけるなかで医療者が一緒に送る「あわい」はやはり大切なのだと思います。一定の時間と儀礼を欠いた死は、事故や天災による死の場合と同じように遺される人々に終生「不全感」と「負い目」を残します。その間のときに、あるいはその前後に、患者さんの人生をいとおしく思い、患者さんのそばで別れを惜しんでくれた医療者がいるということだけで、遺された人たちは救われます[4]。私たちにそれ以上のことはできませんし、それができれば十分だと思います。

脚注↓ (1) 認知能力の程度に関わらず、患者さんの言葉には意味がありますし、ていねいに話を聴くことからケアが深まります。（六車由美『驚きの介護民俗学』医学書院、２０１２）／(2) 患者さんへの敬意をもって、患者さんのプライド＝人間としての誇りを尊重することは医療の基本です。患者さんのプライドを尊重する姿勢を保つことが医療者のプライドであり、どちらかが欠けると他方も失われます。／(3) 「じっと見守ってくれている人がいるということが、人をいかに勇気づけるかということは、被災の現場だけでなく、たとえば子どもがはじめて幼稚園に行ったときの情景にも見られることです。子どもがはじめて幼稚園に行ったとき、母親から離れてひとり集団のなかへ入ってゆくときの不安は、だれもが一度は経験したはずです。ちらちら母親のほうをふり返り、自分のほうを見るその顔を何度も確認しながら、恐る恐るやがて仲間となるはずの見知らぬ他者たちの輪のなかへ入ってゆく……。人にはこのように、だれかから見守られているということを意識することによってはじめて、庇護者から離れ、自分の行動をなしうるということがあるのです。そしていま、わたしたちが被災者の方々に対してできることは、この見守りつづけること、心を届けるということです」（鷲田清一『大阪大学 平成22年度卒業式・学位授与式 総長式辞』２０１１）／「ひとはたしかにじぶんのことを気に病んでくれる人がいるということで、生きる力を得ることがある。見守られていると感じることで生きつづけることができる」（鷲田清一『死なないでいる理由』角川学芸出版、２００８）／(4) 患者の死を見届け、しっかりお別れをするということもまた、医師の大切な仕事であると思う。（岸本寛史『緩和ケアという物語―正しい説明という暴力』創元社、２０１５）

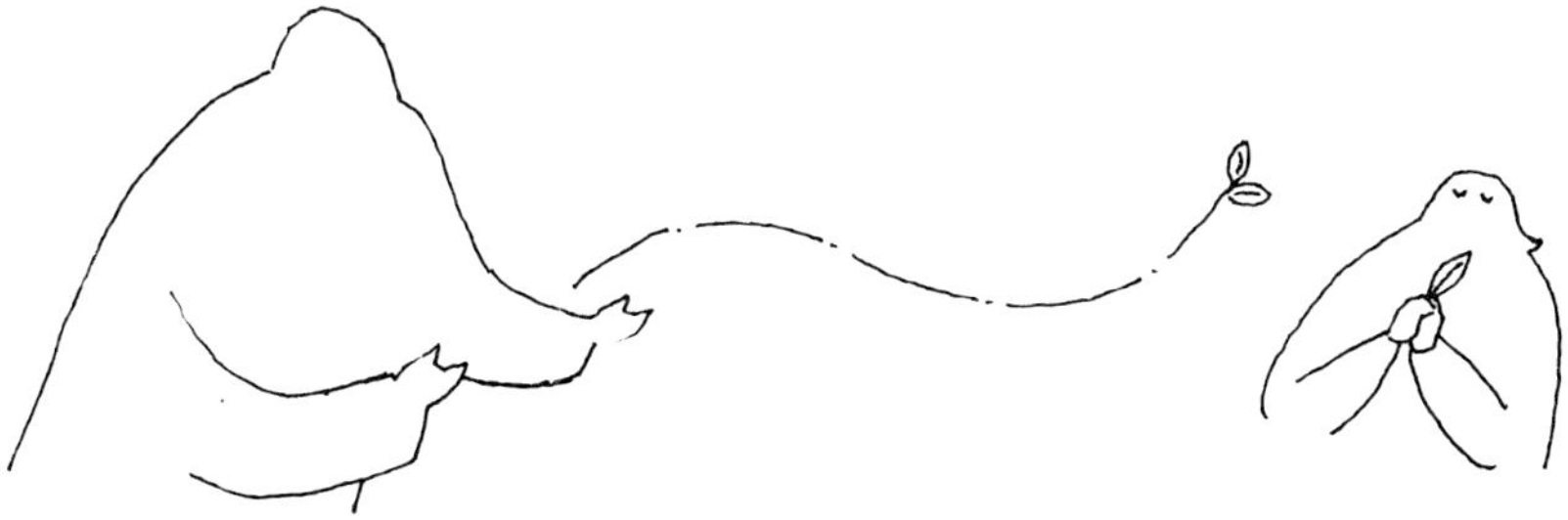

45 楽しい時を
――在宅医療・終末期の医療

Aphorism

患者さんやの楽しいこと、嬉しいことを
一緒に楽しませてもらうということなしに
終末期の医療はできないのではないでしょうか。

患者さんの楽しんでいることを、そばで**一緒に楽しむ**。患者さんと楽しく話せたら、その「時」を楽しむ。自分がしたことで患者さんが喜んでくれたら、そのことを喜ぶ。自分の楽しいことを押しつけるのではありません。自分が先に笑ったら相手が傷つくかもしれませんし、自分たちだけが笑ったら周囲の人たちが傷つくかもしれません。そのようなことに気を配りながら、自分も楽しくなるということが、患者さんの楽しいことを大切にすることにつながります。患者さんの笑顔に、いつも微笑みを返したいし、その笑顔の生まれてきたところを大切にしたい。せっかく、その患者さんと出会ったのだから、その人と一緒に笑いたい。患者さんは、自分が楽しいときに一緒に微笑んでくれない人に、「自分の悲しみを共有してほしい」とは思わないでしょう。

言葉を交わすことによる交際を、**言語交際**（phatic communion）と言います。交わされる言葉の意味は副次的なもので、言葉が楽しく交わされる交際。恋人同士の会話、井戸端会議、飲み会の会話、みんなそうです。恋人同士の会話など、文字に起こせば他愛もない話の連続のことが少なくありません。でも、そのような会話がいくらでも交わせることが親密さの表れであり、そのことを通して親密さが確認されます。雑談を続けられることが楽しくて、二人の関係が深まります。患者さん自身の思い出話、若い医療者への「お説教」、テレビ番組の感想、スポーツの話、政治の話。患者さんの思いはいっぱいあり、その「取り止めない」話に耳を傾けてくれる人は、患者さんの味方です。

患者さんとの最良のコミュニケーションは、患者さんとの楽しい**雑談**です。楽しい「雑談」がないところで、「情報集め」も患者さんへのアドバイスもできません。「あそび」のない話は「実」もないのです。言葉の表情は、雑談のなかにこそ生きてきます。雑談が楽しくできてはじめて、患者さんは医療者に少しずつ**雑談に納まりきらない思い**を話し出します。

雑談には、「相手のプライバシーに入りすぎない」「自分のことばかり話さない」「話題を選ぶ（話さないほうがよい話題がある）」といった作法があります。それに、「弱い」立場の人は「強い」立場の人との会話に最大限の注意を払い、「強い」立場の人の雑談が退屈なものであっても「歩み寄る」ものですから、私たちが主導権をもってはいけないのです。雑談とは相手の人の話に乗ることです[1]。「楽しく雑談ができた」と患者さんに感じてもらえるためには、患者さんへの敬意と関心、そして自分自身の生活の豊かさが欠かせないと思います。

あの先生（看護師さん、歯科衛生士さん、薬剤師さん…）、「楽しそうに来てくれた」「話が楽しかった」「いろいろ話せて楽しかった」「（自分の家族のように）やさしく接してくれた」という思い出が遺された人を支え、そのことで私たちも支えられます。

脚注↓ (1)「聴くという作業は、…相手の話の流れに、自分が乗っかること」と神田橋條治は書いています。（神田橋條治著、林　道彦・かしまえりこ編『神田橋條治　精神科講義』創元社、2012）

46 患者さんの物語
――在宅医療・終末期の医療

Aphorism

人は、自分の人生を意味あるものとして語らずにはいられない存在です。

自分の行ってきたことはどれも真剣な思いから選び取ったことであり、他人にはうかがい知れない深い思いや悩みがその底には流れていると言わずにはおられません。病気の時にはその自分の人生への思い＝「自分はこんな人間だから、こんなふうに生きてきた。これから、こんなふうに生きたい」という思いが問い直されます。重い病気や死を身近に感じるときには、それまでの人生を意味づけ、これからの人生をどのように生きるかということを考えずにはいられません。それが患者さんの心の大半を占めています。

患者さんはその思い＝**物語**(1)を心のなかで反芻しますが、誰かからその物語が**承認**されなければ心が落ち着きませんから、患者さんは自らの思いを周りの人に話したくなります(2)。周りの人のなかでも、専門家である医療者に話すことには格別の意味があります。楽しく会話ができる相手にだからこそ、話すことができます。

患者さんの物語は、誰かに聴いてもらうことで初めて完成します。患者さんの物語は、聴き手との**共同作業の産物**なので、聴き手ごとに異なった物語となります。

患者さんの心は嵐のなかにありますから、患者さんの物語は理路整然としていないかもしれません。他人からみれば、自分勝手な話かもしれませんし、意味不明だったり、おかしなところがいっぱいあったりするかもしれません(3)。
でも、患者さんに話しかけられた人に求められていることは、患者さんの話を**聴くこと**です。慰めや励ましは余り意味がありません。反論や批判、「患者さんの口にする自己卑下や自己嫌悪」への同調などは、承認を求めている人には逆効果です。専門家という上の立場からのアドバイスも、重要ではないことの方が多いと思います。目を輝かせて大好きな人の話を聞く子どものように、自分の話を聴いてくれる人が側にいるだけで患者さんはうれしくなります(4)。それは**ケア**そのものです(5)。

脚注↓ (1)社会学ではライフストーリー、ナラティブ・ベースド・メディシンではストーリーと言われます。／(2)自分の「存在」「アイデンティティ」が揺らいでいるとき、…他者からの承認はより切実に希求され、それが得られれば深い安堵が感じられるだろう。（奥村隆『反コミュニケーション』弘文堂、２０１３）／(3)患者さんの話を聞いていると、延々と理不尽な理屈を述べることも、医療者にはわけのわからない不満を訴えることも、収拾のつかない怒りを表すことも、治療の妨げになる希望を言うこともあります。驚くほどいろいろな要求をし、医療者には心外な批判をいったりすることもあります。ことさらに私たちをいらだたせようとしているのではないかと思われるようなことを言ったりしたりする人さえいます。医療的な助言を意識的に無視したり、嘘をついたり、いろいろなことを隠したりすることもあります。でも、今その人は、そのように自分のことを話さずにはい

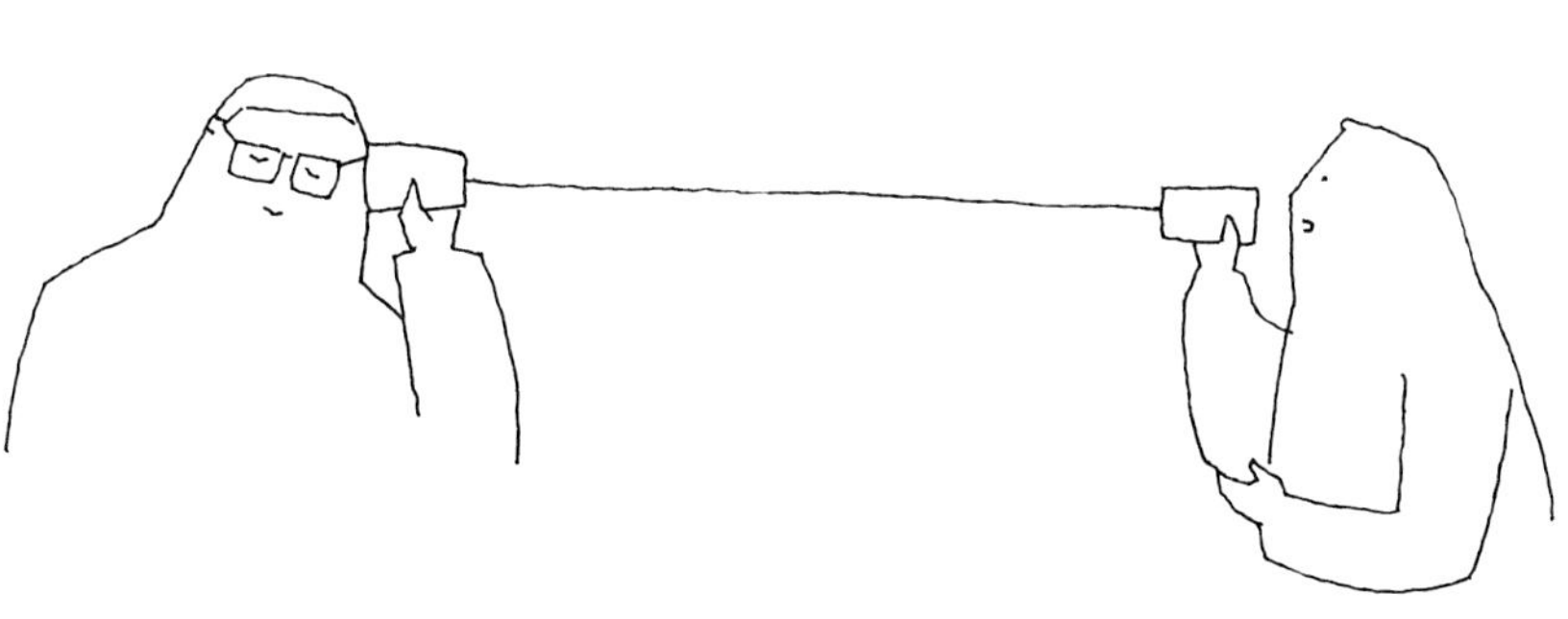

られない人です。あるいは、そのようにしか話すことができない。／「いま身にふりかかっていることがうまく捉えられないから、ことがらを心の内にうまくマッピングできない。だから、相手との距離を測ることも出来ない。そこにマナーを求めるのは酷というものである」（鷲田清一『自由のすきま』角川学芸出版、２０１４）／(4)「自分を全面的に受けいれてかなしんでくれる存在をもつということは、私たちをなんと安心させてくれることだろう。そのような落ちつきを手にいれたとき、私たちはそれだけでもうすでに自らの力で一歩前進することを準備する元気をあたえられたようになるようだ」（有馬道子『心のかたち・文化のかたち』勁草書房、１９９０）／「医者は医者としてここに介入しようとしてもできないし、かるがるしく介入してはならないのかもしれない。ただ同じ人間の条件にある仲間としてそっと見守ってあげることしかできない…。そういう態度をとる人間が周囲にいるだけで、病める人は『愛』というものを発見する」（神谷美恵子『こころの旅』日本評論社）／(5)患者さんは聴き手の表情や反応に合わせて物語を書きなおしていきます。その過程は、聴き手である医療者が自らの「治療者としての物語」の新しいページを書く過程でもあります。患者さんの物語を聴くことはケアそのものですが、同時に聴くことを通して私たちも患者さんからケアされているのです。M・メイヤロフは「他の人々をケアすることをとおして、他の人々に役立つことによって、その人は自身の生の真の意味を生きているのである」と言っています。（M・メイヤロフ著、田村真、向野宣之訳『ケアの本質―生きることの意味』ゆみる出版、１９８７）

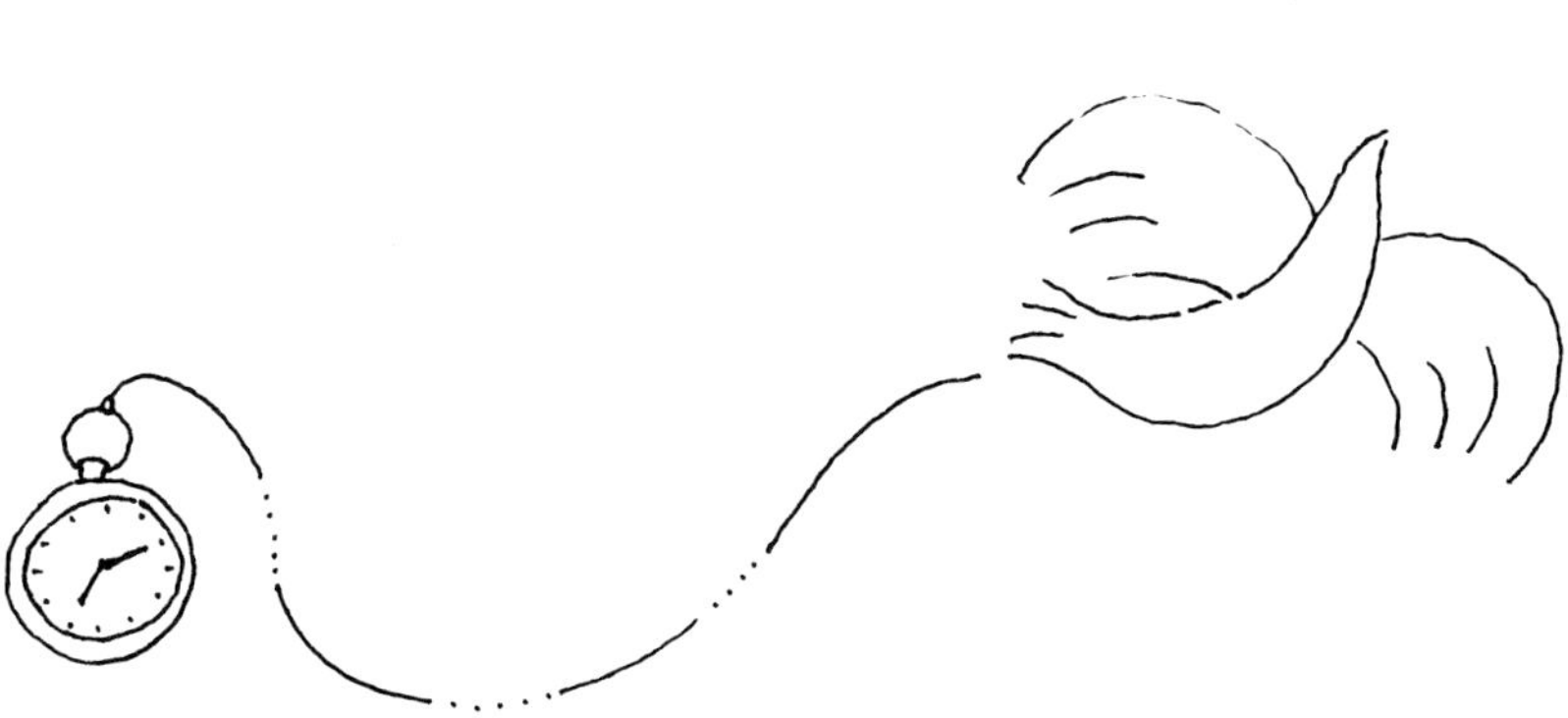

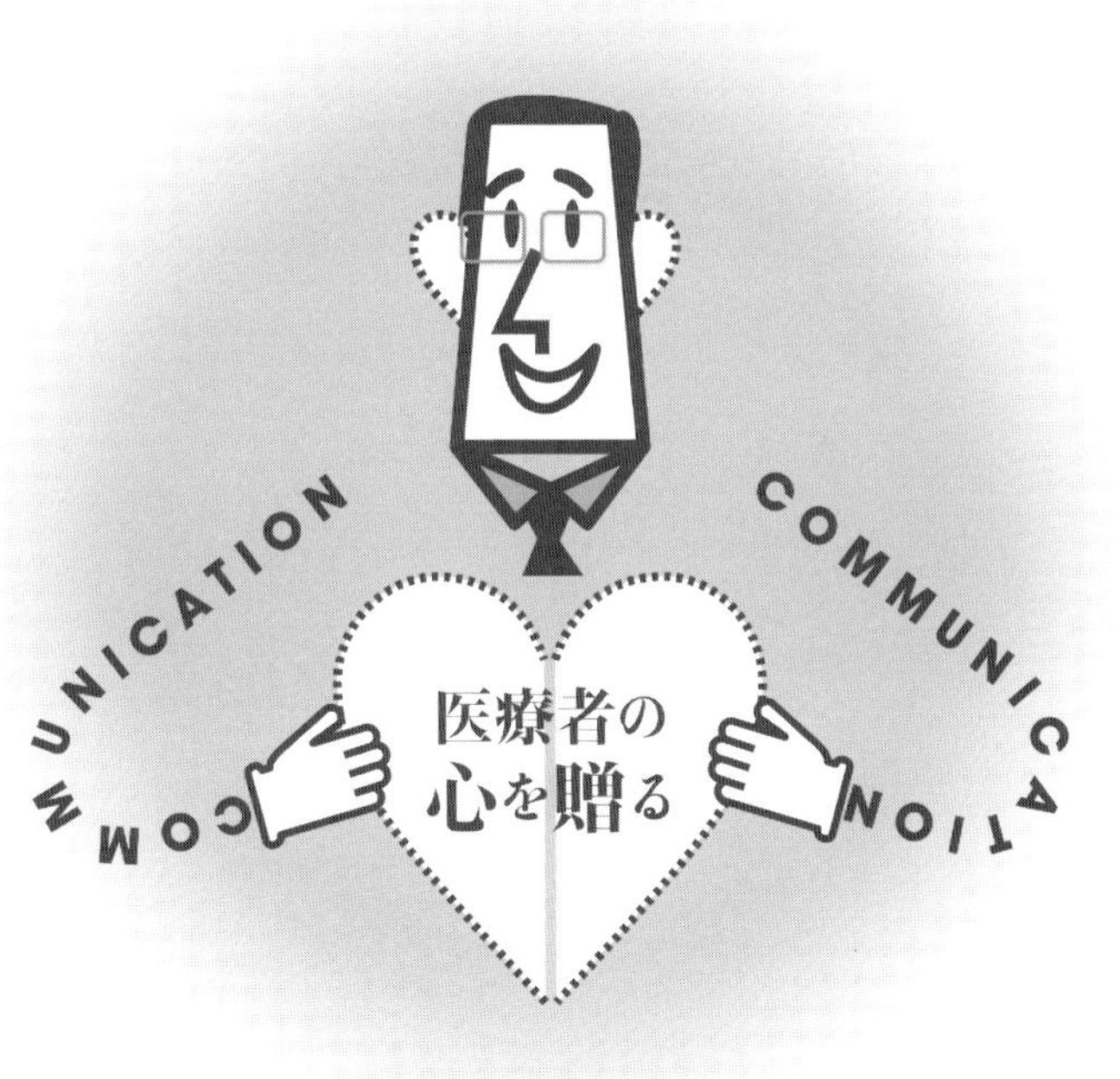
COMMUNICATION
COMMUNICATION
医療者の
心を贈る

47 嚥下障害について

Aphorism

在宅療養していた人が誤嚥性肺炎で亡くなれば、死亡診断書の病名欄に「誤嚥性肺炎」と書かれます。

それは当然なのですが、最後の日々に介護していた人たちのなかには、この診断名から「自分たちの介護に手落ちがあったのではないか」という思い（負い目）がずっと残ってしまう人がいるかもしれません。そのことは医療者には見届けられません。別の病名を書くわけにもいきませんし、後々までつきあうこともできません。

だから、嚥下についてのサポートは欠かせません。

以下のような点について、介護をする人たちに十分に説明しておくことが必要だと思います。

①加齢ということ自体による摂食嚥下機能の低下について。病気や薬剤が関与する可能性がある場合には、そのことにも。

②異常の早期発見と誤嚥性肺炎の予防について。

③実際に予防のための処置を行う場合、どうしてこのような処置を行うのか、どうしてこのような方法で行うのか、そして家族が行う場合の注意点について。

医療者にとっては当たり前すぎることであっても、十分説明しておかないと「乱暴に扱われた」とか「何をしているのかわからなかった」と思われることがあります。

④口腔内感染とその対策について。

口腔内感染は、普通の人はわかりにくいものです。ブラッシングなどの処置を見て「手荒だ」と感じてしまう人もいますし、「自分にはできない」としり込みしてしまう人もいます。それまでの患者さんとの人間関係によって、手が出ないこともありえます。

⑤医師の診察を早めに受けるほうがよい嚥下障害に伴う症状について。

嚥下について、すべての医師が詳しいわけではありません。歯科医師の専門家としてのアドバイスは貴重です。「歯科医師にいろいろアドバイスしてもらった。アドバイスを聞いて、歯ブラシを変えた。歯磨きやマッサージもしてあげた。いろいろ清潔について心がけた」。このような、自分たちも患者さんに手をあててケアを担ったという思い出は、遺された人たちの心に残っていきます。医師や歯科医師と共同して、「家族としてできることを十分にした」と思えることが、後々「もっと何かしなければならなかったのではないか」とか「自分たちの介護が不充分だったのではないか」といった「罪悪感」に家族がとらわれることを防ぎます。そのためには、家族の思いに耳を傾け、家族と一緒に考え、家族が受け容れやすいようにアドバイスをすることが欠かせません。その過程での医師や歯科医師との出会いも温かい思い出として残っていきます。

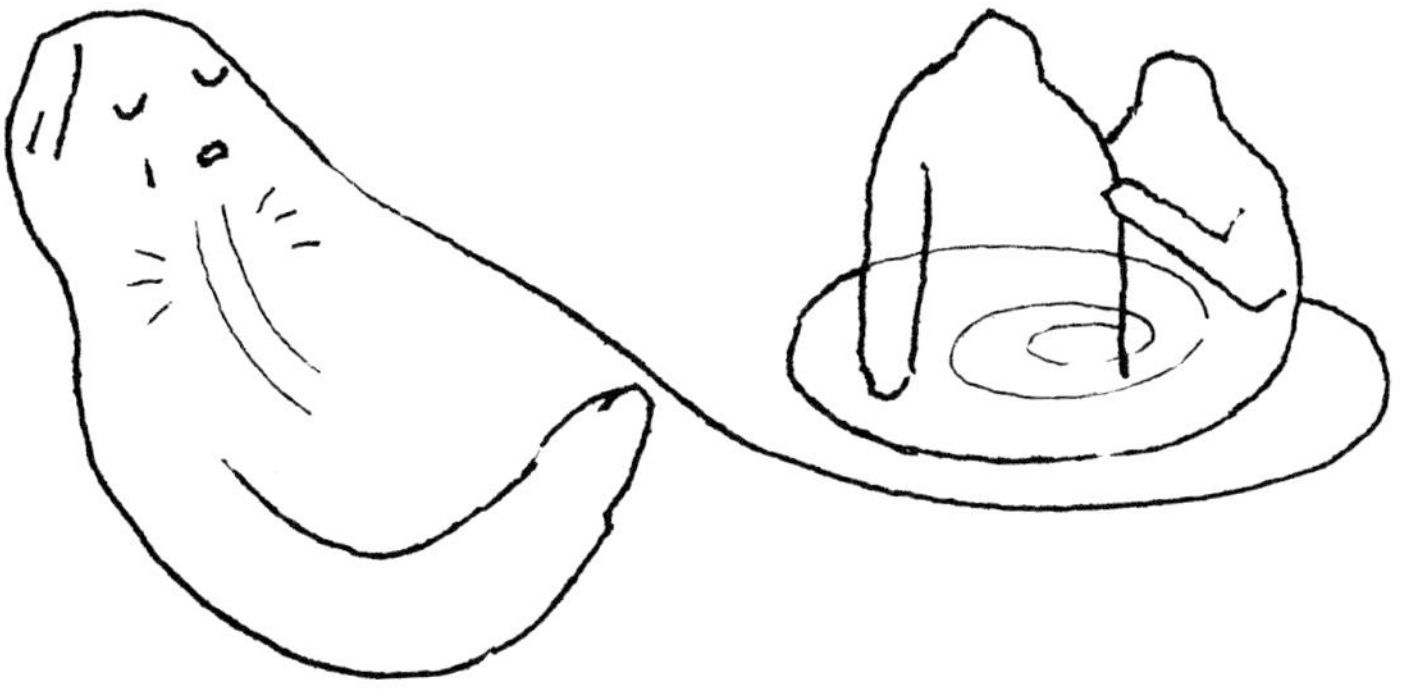

48 チーム医療と「全人的医療」

Aphorism

「全人的医療」という言葉があります。

けれども、日々の仕事が忙しいうえに、常に更新される膨大な専門知識を学び続けなければならない医療者には「全人的＝医学的・心理的・社会的・哲学的…に、患者さんのことを考える」余裕はそれほどありません。医療者には患者という人間のすべてを見通す力があるわけではありませんし、患者さんの人生のすべてに介入する資格があるわけでもありません。もともと、他人の人生を全方位から把握する能力なんて誰も持ち合わせていません(1)。患者さんだって、身体も心も自分のすべてが白衣の人たちに見透かされ、分析され、すべてにわたって医療者から配慮され「指導」されるような事態になれば、不愉快です。

私たち医療者に求められていることは、自分の担当すべき領域をしっかりと見極め、その領域について自分のもつ力を最大限に発揮することです。同時に、自分の担当領域を越える患者さんの問題を見出す感受性と、その問題の解決に適した専門家に相談し引き継ぐ連携力も求められています。

チーム医療、**多職種連携**のないところでは、今日の医療は不可能です。患者さんの周りに多職種の人がいて、それぞれが自分の領域の仕事をしているだけではチーム医療ではありません。他職種に診療依頼を出し合うだけでも、チーム医療ではありません。それだけなら、患者さんにとってはつきあう人が多くなるばかりで、かえって大変です。

チーム医療は、適切な人に教えを乞うことができ、いろいろな人と議論でき、お互いに教えたり教えられたりできるスタッフ同士が、顔を合わせて情報を共有し、ときには一緒に診察して状態を評価し、それぞれが知恵を出し合って方針を話し合って、初めて成り立つものです。みんなで患者さんのために**いろいろ考えて力を出し合っていくということ**を、かかわるすべての人が感じられてこそのチーム医療です。

チーム医療とは、医療者だけのものではありません。患者さんや家族はチームの最も重要なメンバーです。医療者だけによるカンファレンスで出た結論を患者さんに「押し付ける」のは、チーム医療ではありません。

チーム医療のリーダーは医師・歯科医師であるとは限りません。患者さんをめぐる課題ごとに、その課題を検討するのにふさわしい専門職がおり、その人がその課題でのリーダーです。リーダーというより、課題の解決に向かう**コーディネーター**というほうが相応しいと思います。コーディネーターの言うことがいつも適切だというわけではありません。コーディネーターは「自分の勧めていることは、いくつかある選択肢の一つであり、それでも正しくない可能性がある」という姿勢を持っていることが必要です。

ある職種の人がその領域について最もよく知っている人＝コーディネーターであっても、その課題に立ち向かう患者さんの協力者は別の職種の人が（つまり、気の合う人が）患者さんから選ばれることはありえます。看護的なことなのに、その解決のための協力者として医師や歯科医師が選ばれることもありえますし、病院では掃除のオバさんが選ばれることもありうるのです。コーディネーターは、自分が前面に立つのではなく、事態が好転するように縁の下で働く**黒子**になることができ、黒子を楽しめる人です(2)。

最終的なリーダーは、もちろん患者さんとその家族です。

チーム医療、職種間の連携がうまくいくために必要なことは、「お互いが尊敬し合えること、許し合えること」です(3)。「自分が正しい」というところに固執しては、尊敬することも許すこともできません。こうして、医学的な側面にとどまらず患者さんの抱える問題の解決にみんなで力を合わせていくことを「全人的医療」ということはできるでしょう。

脚注↓ (1)他人の人生を全方位から把握する能力なんて持ち合わせていないのに、医学的見地からしか事態がみえていないのに、患者さんの人生に干渉してしまわざるをえないのが医療という仕事です。だからこそ、医学以外の視点を少しだけでももっていることはやはり重要なのです。／(2)このような姿勢を、サーバントリーダーシップと言うことがあります。（金井壽宏・池田守男『サーバントリーダーシップ入門』かんき出版、2007／ロバート・K・グリーンリーフ『サーバントリーダーシップ』英治出版、2008）／(3)竹田青嗣『愚か者の哲学』主婦の友社、2004。

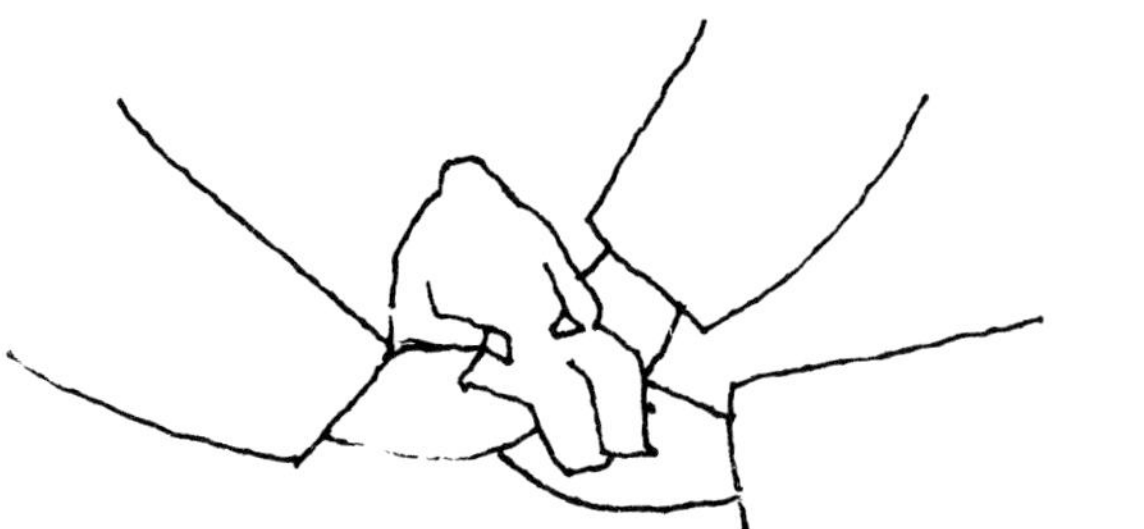

49 家族はチームの主要メンバー

Aphorism

患者さんの家族は医療チームの主要メンバーです。

ただ、家族は、病気との「闘い」において、私たちの**戦友**であると同時に**戦病者**でもあるという二重の立場にいます。

家族は医療者の指示に従い協力することが仕事ではありません。戦友として、一緒にこれからの方針を考え、一緒に進むべき仲間として家族を尊重することは、医療者として当然のことです。同時に、家族は病のもとでの生活に疲れ、患者さんとのつきあいに疲れ、そのうえ、医療者に対して気を遣い、できるだけ医療者に合わそうと努力する疲れを抱え込んでいます。患者さんの病気によって傷ついている戦病者として家族をケアすることも、私たちはしていかなければなりません。

ここで言う家族は、法律的な家族には限りません。患者さんの周囲にいて、患者さんを支える「親しい人」のことです。患者さんを支えるのは、家族という「**船**」です。その船が病という嵐に翻弄され続けていては、患者さんが支えられません。船体に穴が開いていたら、患者さんも家族も海に沈んでしまいます。船体に穴が開いていればまず補修しなければなりません。そのうえで、家族という船の揺れを、家族と一緒に抑えなければなりません。

患者さんを大切にして、ていねいにつきあってくれる人を見ると、家族はホッとしますし、そうしてくれる人とならいっぱい話したいと思うでしょう。家族の話を聴き、ていねいに話すことを通して信頼関係が生まれてくれば、家族はだんだん落ち着きを取り戻します。船の揺れが収まってくるのです。

家族の話が、「大げさだ」とか「心配しすぎだ」「神経質だ」「うるさい」とか感じることがあっても、そのように即断せず、ともかくよく聴いて、少なくとも一度は検討すべきです。家族は**心配しすぎるのが当たり前**ですし、そうしたら「うるさく」なるのが当たり前です。ていねいに聴いていくと家族の問題が見えてくることがありますし、逆に淡々と話す家族が抱えている問題が見えてくることもあります。

診療方針について家族と私たちの意見が食い違うことは珍しいことではありません。医療者に対して過剰な期待を抱いている人もいます。そのずれを「**摺り合わせ**」ていくことを可能にするのは、「上手な説得」ではなくて、家族を医療チームの主要メンバーとしておつきあいしていく私たちの姿勢であり、そこから生まれてくる信頼です。診療方針には一般的な正解があるわけではなく、そのつど患者さんの状況に応じて話し合って決めていくしかありません。話し合いはそれまでの家族と医療者の人間関係に応じたものになりますから、人間関係がよくなければ患者さんにとって最善の治療方針を選ぶことができなくなってしまうでしょう。信頼し合っている家族と医療者とが忌憚なく話し合った結果の結論は、どのようなものであれ倫理的な結論であると言えます。

診療を進めるにあたって、**キーパーソン**ということがよく言われます。でも、「キーパーソンにさえ説明しておけばよい」「キーパーソンでもない人が、何を文句言っているの」「キーパーソンさえ納得すればよい」「キーパーソンが『受け容れ』れば、後の周囲の人たちの言葉は雑音でしかない」「キーパーソンが、周囲の人を説得してよ」ということでは、そのキーパーソンは辛いばかりです。

キーパーソンとされた人は、医療者が自分のほうばかり向いて説明していると、逃げ出したくなります。何かを決めるとき、家族みんなの代表としての決断を求められることは「重荷」です。それに、周囲の人から「どうしてお前の一存で？」というまなざしがかけられているようで辛い。そうでなくても辛いのに、「どうして自分が『まとめ役』、そして医療者と他の家族の仲介をするという仕事まで背負わなくてはならないの？」と思います。「ここは私が」と、頑張りすぎてしまう人もいます。

キーパーソンと認定されなかった人にしてみれば、妻なのに息子にばかり話される、兄弟なのにずっと後で声をかけられるといったことが何となく不快です。

キーパーソンが、途中で交代するほうがよいことはいくらでもあるはずです。キーパーソン扱いされた人がそのために疲れてしまったら、他の人が代わるしかありません。ときには日々に交代するかもしれませんし、課題ごとに交代するほうがよいことも少なくないはずです。患者さんを含めて周囲の人誰もがキーパーソンになりうると思って接する姿勢をもてないでしょうか。せめて、キーパーソンと「認定」された人に「**大変ですね**」「**お疲れですね**」というニュアンスのメッセージを伝えたいものです。

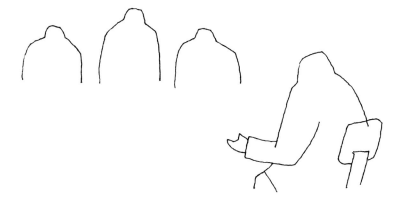

50 コミュニケーションというキャッチボール

Aphorism

コミュニケーションはキャッチボールだと、よく言われます。

キャッチボールだと考えれば、キャッチャーを引き受けるのは私たち医療者です。名キャッチャーは、腰を落として**相手よりも身を低くして**います。どんなボールも受け止めてくれますし、ピッチャーを励ます言葉を添えてキャッチしやすいようにボールを投げ返します。

医療の世界は、患者さんに対して医療者の力が圧倒的に強いところです。居丈高な患者さんもいますが、多くの場合「弱さ」、「心細さ」の裏返しです。患者さんから見れば医療者が居丈高であり、居丈高に見える医療者に対抗して患者さんの態度が居丈高になっているのかもしれません。私たちが患者さんと「対等」な関係をつくることは、まず私たちが意識して可能なかぎり身を低くすることからしか始まりません。

身を低くする＝**相手の人の下に身を置かないと、相手のことは理解できない**ということをunderstandという言葉は表しています。上の立場の人は下の立場の人の言うことを聞きませんから、「聴く」ということはもともと身を低くするということです。「患者に…させる」という言葉はunderstandとは正反対のものです。そして、人を支えることも、下からしかできないのです。

コメント　「理解」understand は、相手の下に立ってみることで可能になるというのは俗説だとのことですが、私は好きです。でもこの under は〝between, among（間に）〟という意味で、それが〝be close to（近くにいる）〟になり、「近くに立つ」から「よくわかる」ということが語源なのだそうです。ドイツ語の「理解する」verstehen は聴き取ること Vernehmen からきたもので、〝fur stehen〟すなわち「相手の代わりに立つ（代理する）」、したがって「相手の立場に立つ」、「相手の身になる」に由来するとのことです（石川文康『カント入門』筑摩書房、1995、を参考にしました）。

「理解」は私のほうから歩み寄らなければ深まらないのです。

「コミュニケーション能力をたかめる一番簡単な方法は、相手の立場に立つこと・自分だったらどういうふうに表現されたら頑張れるか…というように考えるとうまくいく」（平尾誠二・金井壽宏『型破りのコーチング』PHP研究所、2010）

「他者の立場になれるということ、これをおいて道徳の基本はないとおもう」（鷲田清一『噛みきれない想い』角川学芸出版、2009）

コメント　コミュニケーション・センス

・コミュニケーションは、自分を愛することから始まる。自分を大切に思ってこそ、

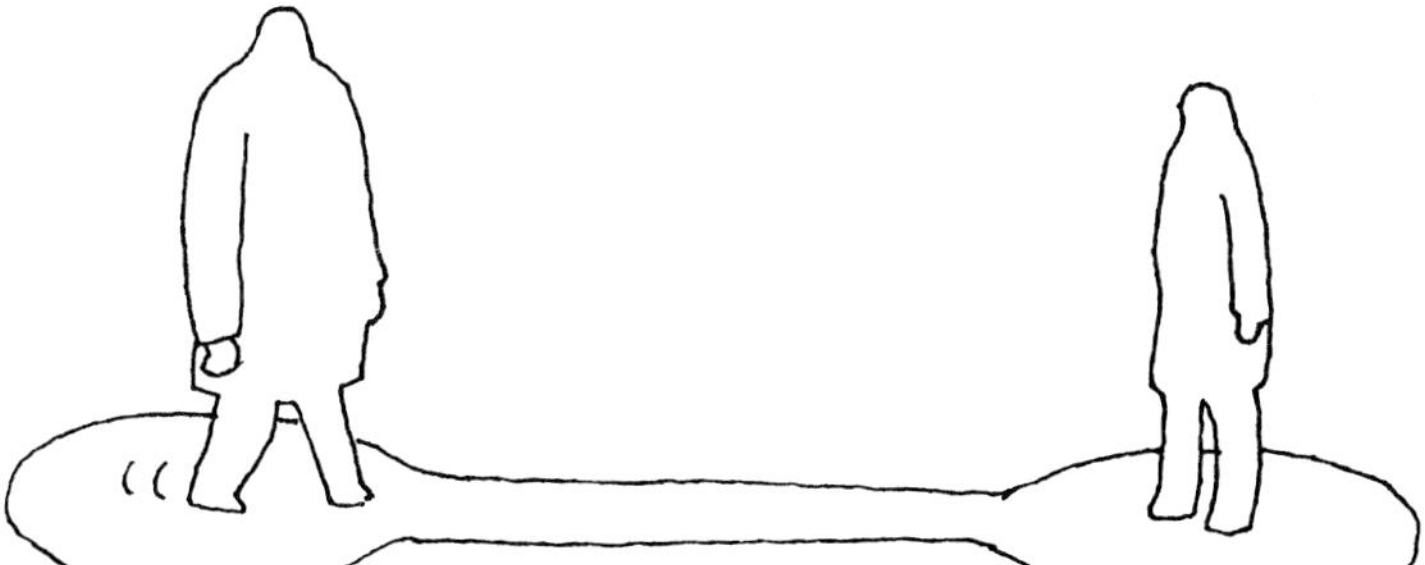

相手を尊重できる。

・やさしさとは、品のよい思いやり。それをしたら相手がどんなに慰められるか、それをしたら相手がどんなに傷つくかということに敏感になること。

・言葉を無神経に使い始めると、そこからコミュニケーション・センスが一つひとつ欠けていく。

・会話の楽しさを演出する。

・成功の秘訣があるとしたら、それは相手の立場に立つことができる能力だ。

(福田　健『コミュニケーション・センス』文香社、２００１、から引用)

病院には、お見舞いの人もきます。でも、病気の人を見舞うことは、その人にとってはけっこうな心の負担です。病院の建物を前にすると、自分のことではないのに緊張します。なるべくなら近づきたくないところですから、病院に近寄るだけでドキドキしてしまいます。見舞う相手の経過が思わしくなければ、その姿を見ることになると思うだけでも、心がざわめきます。「そんな姿を相手も見せたくないのではないだろうか。どんな表情で部屋に入り、まずどんな言葉を言おうか。何を話せば良いのだろう。うまく『励ます』言葉が言えるだろうか。『冷静な』『温かい』表情を保てるだろうか。きっとこれまで会ったことのない人にも会わなければならない」こうしたいろいろな思いや迷いを越えて見舞いに来ています。だからこそ、病院の職員にそっけない対応をされれば、意気が阻喪してしまいます。見舞ってくれる人も医療チームの一員です。医療者の「ねぎらい」の言葉が、見舞いに来た人の背中をそっと押し、その力を背に受けて見舞ってくれる人の顔が患者さんを力づけます。

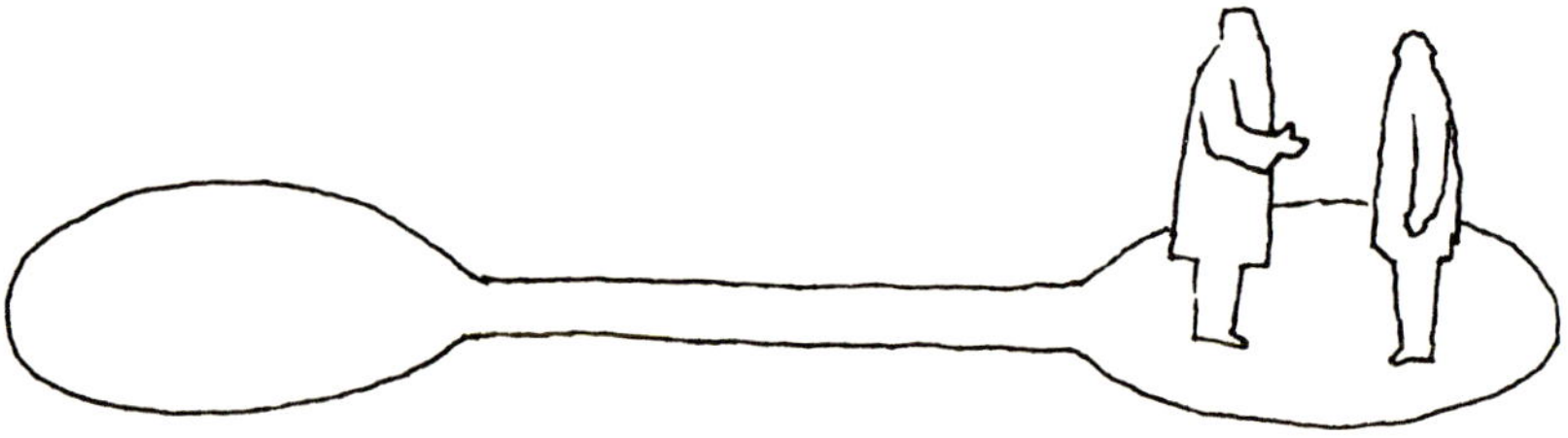

51 患者さんを「クレーマー」にしないために

Aphorism

「クレーマー」「モンスター」と言わざるをえない患者さんや家族に私たちが出会うことはたしかにあります。

医療者が耐えられないような粗い言葉や攻撃的な言葉を投げかける人の中には、そのことに対しての治療が必要な人もいますし、金銭などを得ることを目的としている人もいます。自分の思いをうまく言葉で言えない人もいます。

でも、モンスターのように見えてしまう人の中に、実は普通の人も少なくないのではないでしょうか。**人は誰もがモンスターにも善人にもなりうる**のです。普通の人を、モンスターに変えてしまったのが私たちの言動でないという保障はありません。医療者のこれまでの接し方に不快な思いをしたり、人格を傷つけられたと感じてしまったことが重なり、その思いが積みかなって溢れ出した時には「病院に対する不満を叫び、職員を責め立てる」しかなくなることがありうると思います。医師が、ろくに挨拶もしなかったこと、患者の話を聴いてくれなかったこと、患者の希望や迷いやわがままに立ち止まってくれなかったこと、「上から目線」の対応をしてきたことなどへの不満が爆発しているのかもしれません。病むことで自分の人生が「狂ってしまった」悔しさ、そして生命の危機という不安が複合して患者に迫る状況の中では、誰かに怒りをぶつけてしまうしかないこともあります。

感情的になっていますから、言葉は粗くならざるをえません。溜まりに溜まった結果ですから、そのきっかけは、医療者にとっては「どうしてこんなことで」と思うくらいささいなことで十分です。

患者さん側の不当な言動に屈する必要はありません。「モンスター」になってしまった人については、警察の力を借りたり、「業務妨害」だと通告するしかないかもしれません。でも、大声で叫んでいる人や医療者を責め続ける人みんなをそのように扱ってしまうと、**ほんとうに辛い人の姿を見失います**。「自分が足を踏んでいる人から『痛いじゃないか』と怒声をかけられているのに、自分を被害者として思い込んでしまうような悲喜劇を時々見聞きします。ていねいなコミュニケーションは、普通の人がモンスターになる可能性を低くします。ていねいなコミュニケーションは、ほんとうに辛くて声をあげざるをえなかった人と、そうではないのに叫んでいる人とを見分けることを可能にします。ていねいなコミュニケーションを重ねてきた実績があってはじめて、患者さんの側に問題がある事例を見分けられるのです。

アニメ『風の谷のナウシカ』（1984）の住む小国は、地表の大部分を占め有毒の瘴気を発する巨大菌類の森＝腐海から侵入してくる胞子を排除するために全力を注ぎますが、それでも腐海は徐々に広がっていきます。ナウシカは、人が忌み恐れるこの植物をこっそり地下室で育ててみて、それが清浄な水と空気の下では瘴気を発しないことを発見します。瘴気を発するのは、この**植物が繁殖する土そのものに問題があった**からなのです。ナウシカのように〝病院〟という世界の空気と水、土にも原因があるのではないかという目配りが欠かせないと思います。

医療の場で事故（ミスではありません）が起きたとき、医師の説明が患者さんに通じないことが少なくありません。そのようなとき、医師は「この患者・家族はいくら説明しても分からない人だ」と思います。でも、ふだんの人間関係＝コミュニケーションが良くなければ、つまり、これまでのつきあいで患者さんから信頼されていなければ、どのような謝罪や説明も受け容れてもらえません。

これまで敬語も使わず、挨拶もせず、話も十分聴いてくれず、難しいことを一方的に話していた医師が、今回に限り、挨拶をし、妙に丁重で、敬語を使い、説明も丁寧にするという事態に出くわした患者・家族は、「こんなに態度が変わるのは、きっと**何か疾しいことがあるからに違いない**。悪いことをしたんだ」と思いながら話を聞いています。「あんなにふだんは偉そうにしていたのに」「ふだんはちっとも話してくれなかったのに」などとばかり考えているかもしれないのです。

事故が発生したということだけでも頭がいっぱいになり医療者の説明はほとんど聞く余地がないのに、不信の元となったそれまでの医療者のいろいろな言動に対する怒りが沸々と湧いてくれば、**説明は耳に入りません**。起きた事実は正確に説明しなければなりません。でも、適切な医療を行ってきたこと、医療者に手落ちがなかったことの説明が重ねられれば重ねられるほど、患者さんはこれまでの不快感が増幅し、これまで納得できていなかった思いが膨らみます。それで、長い時間をかけて合併症であることの説明を終えた医師に、「先生、ミスだったのでしょう」と言うことになります。医師にしてみれば「理解力のない患者」「こちらを責め続けるクレーマー」に見えるかもしれませんが、ふだんのつきあいとの落差があればむしろ当然のことです。

事故が起きたときの関係に、これまでの患者さんとのつきあいの「成果」が出るのです。ていねいなコミュニケーションは、事故の発生を防ぎますし、事故後の混乱を最小限に抑えてくれます。

52 医療の場のコミュニケーション

Aphorism

コミュニケーションが目指すことは、情報のやりとりを通して信頼を育むことです。

竹内一郎は「伝える技術の『最大の目的』は、『好き―好かれる』の関係を作ることだ」と言っています（『人は見た目が9割』新潮社、2005）。

この「好き―好かれる」はもちろん恋愛関係という意味ではありません。お互いに相手の人柄に好感を抱く（人柄に惚れる）関係のことだと思いますし、それは**信頼しあえる関係**と言ってもよいと思います。

信頼し合える関係がまずあるのではなく、その関係は情報をやり取りすることによって生まれるのです。関係の醸成と情報のやりとりは**同時に進行する**という意味のことを大沢真幸が言っています。「知識を獲得する前提条件として、『この先生は信頼できる』と感じていたことが重要なのです。そう感じたとき、その知識は初めて真理になる。それで信じられるという気分になる。それがないと、いくら知識を聴いたとしても、信じるというところまで至らないのです」（熊谷晋一郎『ひとりで苦しまないための痛みの哲学』所収。青土社、2013）。

「この先生は信頼できる」と患者さんが思うのは、自分に敬意を払い、自分の思いをきちんと聴いた上で、自分に気遣いながら病気に関する知識を当の患者さんが理解できる言葉でていねいに伝えてくれる医師に対してです。患者さんと医師が顔を合わせてからお互いが二言三言を交わすまでの短い時間は、信頼を生むためには（失うためにも）十分に長い時間です。患者さんが「この先生は信頼できる」と感じる時、その思いは医師に伝わり、医師も「この患者さんは信頼できる」と思うようになります。それが「好き―好かれる」の関係です。

伝える技術＝コミュニケーションの技法の基本は、私たちの**日常の暮らしのなかですでに身につけています**。親しい友人や恋人とつきあうとき、懇意の隣人とつきあうときには、だれでもすでに技法を使いこなしています。親しい友人や恋人と話すとき、相手の話を十分に聴きますし、その時には頷いたり相槌を打ったりしています。もちろん相手の方を向いて、相手の顔を見ています。自分の思いをわかってもらうために、相手に聴いてもらえるような話し方をしますし、分かりやすい説明となるようにいくらでも努力します。「惚れた弱み」があるので、そうしてしまうのです。惚れてしまった方は弱い立場＝相手より下の立場に身を置くことになりますから、自然とコミュニケーションがていねいになり、洗練されていきます。病院長や看護部長と話すときには、きちんと挨拶し、礼儀正しい態度で、敬語を使って話しています。もちろん、上司の話をていねいに聴きます。

もうコミュニケーション技法は十分です。この**すでに身についている自分のベストの力を、目の前の患者さんに提供すれば良いだけ**のことなのです。身についているからこそ、「誰かに本気で興味をもったら、人は自動的にコミュニケーション能力がアップする。それがどんなに辿々しい言葉でも、思いは確実に伝わる」（雨宮処凛『仔猫の肉球』小学館、2015）のです。この「誰か」は、「目の前の一人の患者さん」のことでもありますし、「日々出会うたくさんの患者さんたち」のことでもあります。

下の立場に身を置くから、自分の持っているベストの力を提供しようと思います。そこには、相手の人に、心からの敬意があるはずです。患者さんへの**敬意**こそが、病気のために心が折れそうになっている人への「贈り物」です。

「僕たちは『自分に向けられた敬意』を決して見落とさない。人はどれほどわかりにくいメッセージであっても、そこに自分に対する敬意が含まれているならば、最大限の注意をそこに向け、聴き取り、理解しようと努める。だから、もしあなたが呑み込むことのむずかしいメッセージを誰かに届けようと願うなら、深い敬意をこめてそれを発信しなさい」（内田　樹『呪いの時代』新潮社、2011）。

呑みこめないのは、知識のことも、病むという事態そのもののこともあります。

敬意と親しさ・温かさは、「ていねいさ」として表れます。患者さんとていねいに接し、患者さんの話をていねいに聴き、患者さんにていねいに説明し、ていねいに診療行為を行うことで伝わります。**「ていねいさ」を心がける姿勢が、温かいコミュニケーションの源**です。

こうしたことは医学の進歩や時代の変化によって刻々と変わるものではありませんし、もしかしたら古代から変わっていないことかもしれません。親しい人ならシロウトの人でもできることですし、きっとこれまで周りの人たちはそのように手当てをしてきたことでしょう。でも、ていねいな言葉や手を添えるというシロウトの人でもできることだからこそ、それを医療者がすることは患者さんにとって特別な意味を持ちます。親しい人が一人増えるだけでも嬉しいことですが、医療の専門家が自分のそばに留まって自分に手を添えてくれることの心強さはひとしおです。

私たちは、患者さんの人生の応援団です。患者さんの人生をかけがえのないものとして患者さんのそばに居続ける人は、誰もが応援団です。医療という仕事は人に「その夢をふくらませることができる場を提供する」

仕事です。病気の人にとっては、これまで生きてきた個人史を肯定することができ、現在の出会いを喜ぶことができ、未来（残された時間）への夢を育むことができる場を提供することです。同時に、医療という仕事は人の無念さや悔しさとつきあう仕事でもあります。

「良い医者に出会えるといいな」と願い、医療者とのコミュニケーションを通して「温かさ」を感じた人は、その医療者に**そばにいてほしい**と思います。医療者のていねいさを通して「自分が大切にされている」と感じられたら、そしてその医療者が自分のために**ほんの一分・二分、ほんの一言・二言、ほんの一手間・二手間を余分にプレゼント**してくれたら、それだけで患者さんは自分の力で何歩も前に進めます。

医療者の人生は、患者さんに「この人に自分の生命を任せるのは悔しい（そばにいてほくない）」と思われる人間になるよりも、「**この人に出会って良かった（そばにいてほしい）**」と思われる人間になる方がきっと良い人生です。良いコミュニケーションは、患者さんを支えますが、同時に私たち医療者自身の人生を支えてくれます。

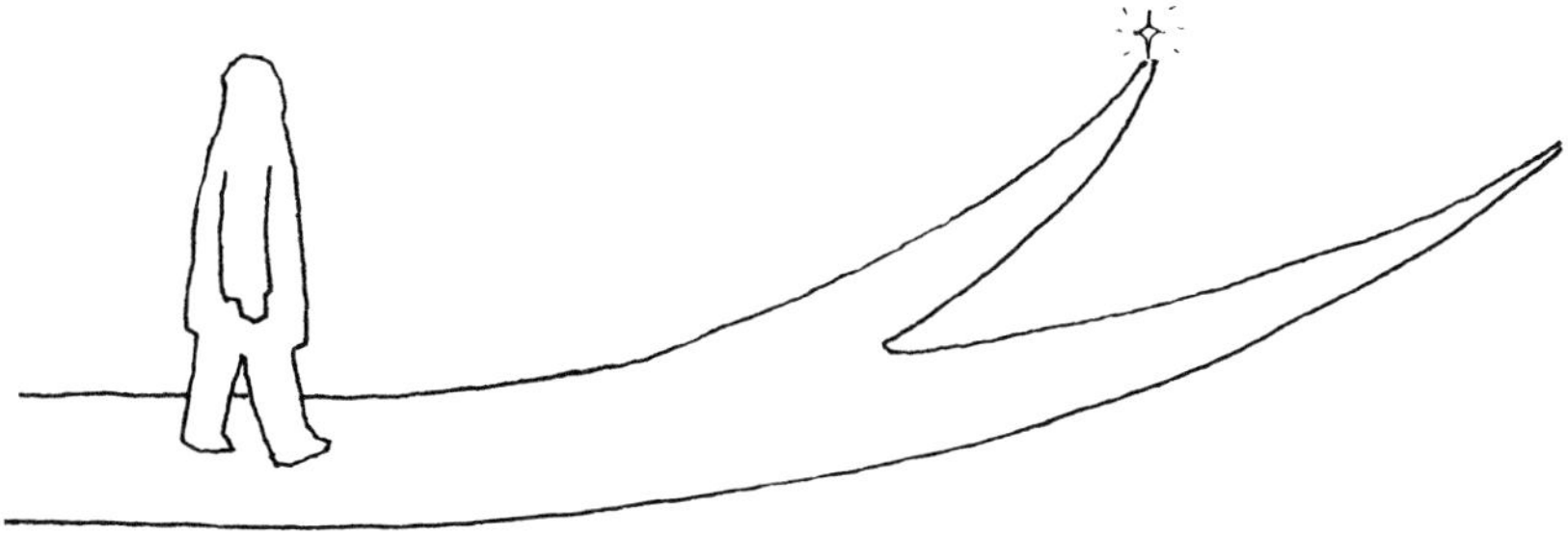

あとがき

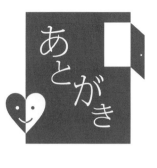

大学を卒業する時、私は偉そうなもの言いをする医者にはならないでおこうと心に決めていました。でも、実際に診療にあたるようになると、担当の子どもの母親から「冷たい」と何度も言われました。「それはお母さんの問題ですね」「僕は役に立たないと思いますよ」「お母さん、それでどうしたいのですか」「先のことはわかりませんね」などと言っていたからでしょうか。「やさしそうな」ことを言うのはなんだか嘘っぽくてしっくりきませんでしたし、「医者に頼りすぎないでね」と言っておきたい気持ちもありました。「孤独にあえて立ち返る勇気をもたぬかぎり、いかなる連帯も出発しない」（石原吉郎の言葉（『望郷と海』筑摩書房 １９９０）と、私も思っていたからです。今でもそう思っていますが、悪性腫瘍などの重い病気の子どもを抱えた母親に、若い医者がそのような言葉を直截に投げかけることは無神経以外のなにものでもありませんでした。

消灯時間を過ぎた薄暗い病室に何人かの母親たちが集まる「井戸端会議」で、「あんな言い方はないわよ」と私は諭されました。「先生はもう少し世間を知らなくちゃ」と言われたこともあります。明るい雑談の中に混じる「くよくよしたってはじまらない」「楽しいこともなくちゃ」「他の人の経験できないことを経験できた」といった言葉から彼女たちのつらさを教えられ、どんなに明るそうでもその底につらい思いが流れていることを知りました。そこで交わされる明るい雑談と母親たちの笑顔に、私のほうが支えられていたことに気づいたのはもう少し経ってからのことです。重い病気の子どもやその親たちと接する日々の中で、私は人と人とのつきあい＝コミュニケーションについて考えないわけにはいきませんでした。その経験は、今でも私を後押ししてくれています。

この二十年は東京ＳＰ研究会の模擬患者の方たちとともに多くの大学や病院でのコミュニケーション演習をお手伝いするようになり、そのことを通してあらためて私は患者＝市民の目で医療コミュニケーションを見つめ直すようになりました。時を同じくして病院の臨床研修責任者になり、たくさんの研修医たちや病院見学の学生たちと出会うことになりましたが、文字通り「教えることは学ぶこと」ばかりでした。みんな、私の先生です。
ある病院の院長室に掲げられた額に、「言温而氣和」と書かれているのを見て、コミュニケーションはこの五文字に尽きるような気がしました。言葉がおだやかであれば、それだけで心気がやわらぐ。「言葉を贈る」ということは「心を贈る」ことなのです。かつて母親たちが私に教えてくれたのもこのことだったのだと思います。医療のめざすもの＝最終的な到達目標は、昔も今も「言温而氣和」のなかで生まれる患者さんの笑顔です。そのことを若い人たちに伝えることこそ医学教育の目標ではないでしょうか。

この本ができるまでには多くの方のお世話になりました。本書は東京ＳＰ研究会のホームページに「コミュニケーションのススメ」として連載してきた文章を基にまとめたものですが、これまで出会った患者さんとその家族・模擬患者さん・医学生・研修医のみなさんとの共著だと思っています。福祉関係の仕事に就いている妻の美恵子は、いつも「あなたはちっとも私の言うことを聞いていない」と言いながら、現場の経験と自分の患者体験から多くのことを教えてくれました。畏友梅村長生さんからの執筆のお勧め、医歯薬出版の鈴木トキ子さんのお骨折りがなければこの本が生まれることはありませんでした。装丁をしてくださった杉山光章さん、イラストを描いてくださったパント大吉さんのお蔭で、本書は格段にすてきなものになりました。

みなさんに心からお礼申し上げます。

そして、最後までお読みいただいたあなたへ、

ありがとうございました。

２０１６年１月　日下隼人

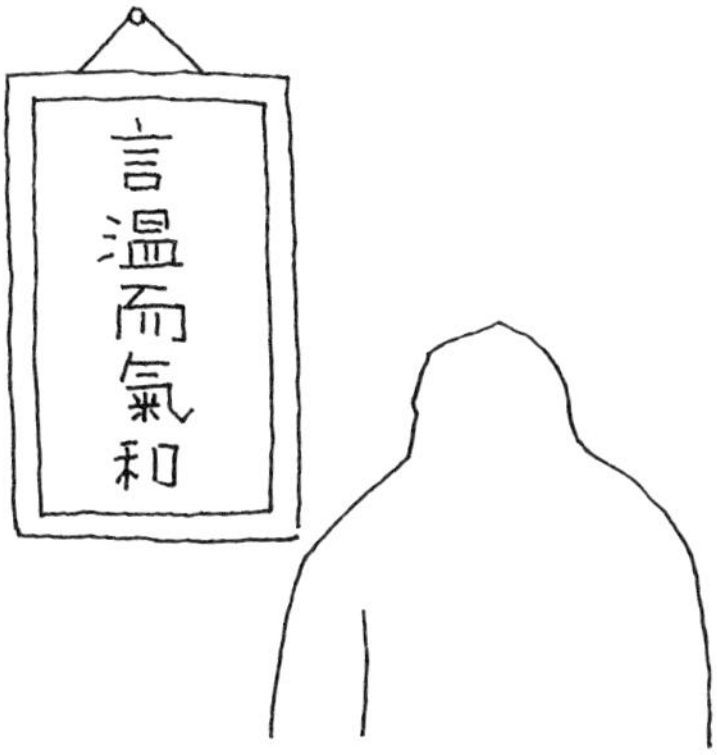

【著者略歴】

日《くさ》下《か》隼《はや》人《と》

1947年　京都市生まれ
1973年　東京医科歯科大学医学部卒業
2013年 3月まで　武蔵野赤十字病院副院長，教育研修推進室長，小児科部長．
現在　日本医学教育学会特別会員

主な著書：
『子どもの病む世界で』（ゆみる出版），『小児患者の初期診療』（篠原出版），
『患者さんとのふれあいハンドブック』（照林社），『ケアの情景』（医学書院），
『話せる医療者』（医学書院）（佐伯晴子氏と共著），
『医療の場のコミュニケーション』（篠原出版新社）
（分担執筆）『臨床教育マニュアル　―これからの教え方、学び方―』（篠原出版），
『医療事故初期対応』（医学書院）など

医療者の心を贈るコミュニケーション
患者さんと一緒に歩きたい　ISBN 978-4-263-44462-7

2016 年 2 月 10 日　第 1 版第 1 刷発行
2021 年 1 月 20 日　第 1 版第 2 刷発行

著　者　日　下　隼　人
発行者　白　石　泰　夫
発行所　**医歯薬出版株式会社**

〒113-8612　東京都文京区本駒込 1－7－10
TEL.（03）5395－7638（編集）・7630（販売）
FAX.（03）5395－7639（編集）・7633（販売）
https://www.ishiyaku.co.jp/
郵便振替番号 00190-5-13816

乱丁，落丁の際はお取り替えいたします　印刷・永和印刷／製本・愛千製本所